MAJA BÖHLER

DIE WEHENSCHREIBERIN

W0067582

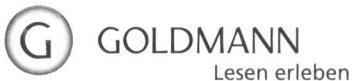

GOLDMANN

Lesen erleben

Das Buch

Als Hebamme hat es Maja Böhler täglich mit einem Kaleidoskop an Menschen in Extremsituationen zu tun: mit Müttern, die unter Presswehen noch WhatsApps schreiben; mit Vätern, die beherzt und splitternackt zu ihrer Frau in die Wanne steigen; mit rasenden Taxifahrern und campierenden Großfamilien. Sie ist Zeugin endloser Vornamensdiskussionen, die in kuriosen Fünf-Wort-Gebilden enden, und hautnah dabei, wenn Paare und Alleinstehende das Wunder der Geburt erleben. Sie erzählt auch von den schwierigen Seiten ihres Berufs, von todtraurigen Schicksalen genauso wie von Bürokratie, Zeitmangel und Erschöpfung. Ein einzigartiger Blick hinter die Kulissen: unverblümt, emotional, mitfühlend und komisch. Das Buch zur Kolumne des SZ-Magazins – mit vielen unveröffentlichten Folgen.

MAJA BÖHLER
MIT ANNABEL DILLIG

DIE WEHEN-
SCHREIBERIN

Geschichten aus dem
Kreißsaal

GOLDMANN

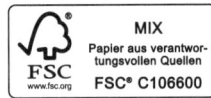 Dieses Buch ist auch als E-Book erhältlich.

Verlagsgruppe Random House FSC® N001967

1. Auflage
Originalausgabe Februar 2019
Copyright © 2019 by Wilhelm Goldmann Verlag, München,
in der Verlagsgruppe Random House GmbH,
Neumarkter Straße 28, 81673 München
Umschlaggestaltung: UNO Werbeagentur, München,
unter Verwendung einer Illustration von © Cynthia Kittler
Lektorat: Doreen Fröhlich
DF • Herstellung: kw
Satz: Uhl + Massopust, Aalen
Druck und Einband: Druckerei DZS Grafik d.o.o., Ljubljana
Printed in Slovenia
978-3-442-15972-7
www.goldmann-verlag.de

Besuchen Sie den Goldmann Verlag im Netz:

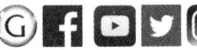

INHALT

EINLEITUNG

Maria und Josef 2018

Eigentlich ist es meine Zunft – dieses jahrhunderte-alte, in vielerlei Hinsicht altmodische Metier – nicht gewohnt, groß in den Medien aufzutauchen. Seit einiger Zeit ist das anders. Spätestens 2017 kamen die Begriffe Hebammenmangel, Kreißsaalschließungen und Haft-pflichtproblematik auch Menschen im nicht gebär- und zeugungsfähigen Alter immer öfter unter. Da waren die vielen Zeitungsartikel, die Petitionen im Bundestag, die Demonstrationen und all die Leidensberichte werden-der Eltern auf der Suche nach einer Hebamme, sogar die »Lindenstraße« griff das Thema auf. Ich entdeckte Hebammengesuche am Schwarzen Brett im Super-markt, in sozialen Netzwerken – und immer wieder auch auf meiner Mailbox. Die Bestechungsversuche häuften sich: »Können Sie uns nicht doch betreuen? Bitte, bitte! Wir zahlen Ihnen auch schwarz den Privatsatz, wir holen Sie auch für jeden Besuch mit dem Auto und fahren Sie danach zurück.«

Der Grund für die Verzweiflung: Es ist immer schwie-riger für werdende Eltern, eine Hebamme zur Nach-sorge zu finden. Und obwohl in Deutschland immer mehr Kinder geboren werden – die Geburtenziffer ist so hoch wie seit 1973 nicht –, gibt es auch immer weni-ger Orte, wo diese Kinder zur Welt kommen können. Seit 1991 wurden knapp vierzig Prozent der Geburtseinrichtungen geschlossen, allein zwischen 2011 und 2016 waren es 785, ein Rückgang um zehn Prozent.

Im Frühjahr 2017 sorgte Christine Niersmann, eine in Fachkreisen bekannte Hebamme, mit einem Posting bei Facebook für Aufsehen: Sie riet Paaren mit Kinderwunsch davon ab, über Ostern zu versuchen, schwanger zu werden, und empfahl, stattdessen zu verhüten: Ein zu diesem Zeitpunkt gezeugtes Kind käme nämlich genau in der heiklen Weihnachts- und Silvesterzeit zur Welt, wo es wegen der vielen Feiertage noch schwerer als sonst sei, eine Hebamme zu finden. Der Beitrag wurde tausendfach gelesen und geteilt. Die Kollegin mit dem Galgenhumor ging sogar noch einen Schritt weiter und schenkte der Welt den Zeug-o-mat, einen Entbindungstermin-Rechner, mit dem sich die Kinderplanung so timen lässt, dass man möglichst keinen Versorgungsengpass erwischt. Letzter Ausweg: Sarkasmus.

Durchaus ernst gemeint war auch die Reisewarnung, die die Elterninitiative Mother Hood im Sommer 2017 für Schwangere aussprach: Wer ein Kind erwarte, solle bestimmte Landstriche in Bayern, Hessen, Mecklenburg-Vorpommern, Berlin und Hamburg meiden. Tatsächlich gibt es auf Inseln wie Sylt und Föhr keine einzige geburtshilfliche Einrichtung mehr. Auch im Rest der Bundesrepublik hörte man fast wöchentlich von Kreißsälen, die Öffnungszeiten einführten oder wegen Unrentabilität ganz geschlossen wurden.

Der Versorgungsengpass ist letztlich ein Verteilungsproblem. Und Resultat eines Strukturwandels in der Medizin generell: Die medizinische Versorgung zentralisiert sich zunehmend, die Versorgung wird mehr und mehr durch große Klinikzentren sichergestellt. Während diese ausgebaut und noch mehr spezialisiert werden, wird die Versorgung in der Breite, sprich: in den ländlichen Regionen, schlechter.

Der deutsche Hebammenverband dokumentiert das Ganze auf einer »Landkarte der Unterversorgung«: Ende 2018 ist diese Karte von 22800 virtuellen Stecknadeln perforiert, der Großteil verweist auf eklatante Engpässe in der Wochenbettbetreuung, gefolgt von fehlender Schwangerschaftsvorsorge. Die Stecknadeln bündeln sich zu bunten Clustern um die großen Städte und Metropolregionen herum. Das erscheint zunächst paradox: Eben war doch noch vom unterversorgten Land die Rede. Die Erklärung ist der Babyboom. Allein Berlin verzeichnet seit 2006 einen Geburtenanstieg von 25 Prozent, in Hamburg und München ist es ähnlich. Und so ist es zwangsläufig so, dass der Hebammenmangel in den Städten, wo es eigentlich weit mehr Kliniken und Hebammen als auf dem Land gibt, dennoch am deutlichsten spürbar ist. Der Zulauf ist schlicht höher, weil zu den Schwangeren hier auch noch diejenigen kommen, die in den Kleinstädten und Dörfern nichts finden.

Diese Entwicklung bekomme ich in meiner Arbeit fast täglich zu spüren. Nicht nur, dass Nachtschichten, in denen ich bis zu sieben Geburten betreue, keine Seltenheit mehr sind. Nicht nur, dass sich die dramatischen, odysseeartigen Fahrten zu uns mit dem Rettungswagen häufen, weil Schwangere von überlasteten Kliniken abgewiesen werden. Nicht nur, dass wegen der längeren

Anfahrtswege die Zahl der Kinder, die auf Landstraßen, im Taxi oder *vor* unserem Krankenhaus zur Welt kamen, stetig steigt. Ich erlebe auch immer wieder Szenen wie diese:

»Bitte, bitte, können wir vorbeikommen?« Der Mann am Telefon klang verzweifelt. Das Krankenhaus, in dem sie sich ursprünglich angemeldet hatten, sei akut überlastet und hätte sie weitergeschickt. Seitdem hätte er bei drei Kreißsälen angerufen: alle voll. Eigentlich kämen sie aus der Nachbarstadt. Ich überschlug die Entfernung, vierzig Kilometer! Im Hintergrund hörte ich den spitzen Schrei seiner Frau. »Verdammt, können wir uns jetzt ins Auto setzen und losfahren?« – »Natürlich, aber fahren Sie bitte vorsichtig«, sagte ich. Als die beiden bei uns ankamen, war mein erster Gedanke: Das sind Maria und Josef. Genau so muss es gewesen sein, damals in Bethlehem. Die Frau gebeugt, stumm schluchzend, der Mann sorgenzerfurcht. Und wütend. »Wie kann das sein, dass wir kein Krankenhaus finden, das uns aufnimmt? Im 21. Jahrhundert? In einer Industrienation?«, brüllte er mich an.

Ich war überfordert in dieser Situation. Der Mann hatte ja Recht. Er prangerte das an, was die Hebammenverbände, was meine Kolleginnen und ich seit Jahren predigten.

Und wie oft hatte ich dabei den Eindruck gewonnen, unser Einsatz für mehr Anerkennung unseres Fachs, unser Wunsch nach einem 1:1-Betreuungsschlüssel werde als Wohlfühlfirlefanz abgetan, als weltfremdes Plädoyer für gechillte Geburten, bei denen die Hebamme nebenher ein Deckchen häkeln kann. So falsch, auf so vielen Ebenen.

Es war wie immer beim Thema Pflege: Erst wenn die Menschen politische Fehlentwicklungen individuell erfahren, wenn sie den Sparkurs der Krankenkassen und Kliniken am eigenen Leib spüren, empfinden sie die Umstände als skandalös. Ich stelle es mir verdammt schrecklich vor, ängstlich und überwältigt von den Vorgängen der Geburt zu sein und dann festzustellen, dass ich mir die Hebamme, die mir zugeteilt wird, mit fünf anderen Schwangeren teilen muss. Genau das ist aber längst keine Ausnahme mehr, das zeigt auch der internationale Vergleich: Eine Vollzeit arbeitende Hebamme betreut hierzulande nach Angaben des Hebammenverbands pro Jahr rund 100 Geburten. In Großbritannien und Norwegen sind es nur rund 30.

Frauen, die gerade ein Kind bekommen haben, unterschreiben schnell eine Onlinepetition gegen diesen Missstand, und manche Eltern gehen vielleicht auch mal auf eine Demo. Weil sie *wissen*, wie entscheidend eine gute Betreuung unter der Geburt ist. Allein dass Schwangere nachweislich weniger Schmerzmittel benötigen, wenn medizinisches Personal im Raum ist, dass auch Abweichungen zeitiger erkannt und Komplikationen vermieden werden können ... Aber das Thema rutscht recht schnell wieder von ihrer Agenda. Denn die jungen Eltern sind ja längst mit der nächsten Jagd beschäftigt: nach einer Kita, einer größeren Wohnung, einem Kindergartenplatz.

Vielleicht ist das noch mal wichtig zu sagen: Jede

schwangere Frau in Deutschland hat das Recht auf Hebammenhilfe – und zwar von der Feststellung der Schwangerschaft bis zum Ende der Stillzeit. Schwangere müssen außerdem selbst entscheiden können, wo und wie sie ihr Kind zur Welt bringen möchten. In einem Perinatalzentrum, einem kleinen Krankenhaus, einem hebammengeleiteten Geburtshaus oder in den eigenen vier Wänden. Eine wichtige Form der körperlichen Selbstbestimmung.

Doch diese Wahlfreiheit ist vielerorts in Gefahr, denn zu sinkenden Zahlen geburtshilflicher Einrichtungen kommt auch noch: Immer weniger Hebammen können sich diesen Beruf leisten. Die Zahl der jungen Menschen, die sich zur Hebamme oder zum Entbindungspfleger ausbilden lassen, geht seit Jahren zurück.* Das liegt auch an der Bezahlung: Laut Tarif erhält eine Hebamme für eine Vollzeitstelle im Krankenhaus 2700 Euro brutto (zzgl. Wochenend- und Schichtzuschläge) – in Städten wie München, wo die Mieten horrend sind, nicht allzu viel.

Hinzu kommt der teure Versicherungsschutz: Es gibt nur noch einen Anbieter, und der verlangt für die Berufshaftpflicht einer freien oder Beleghebamme, die selbstständig Geburten begleitet, über 8000 Euro pro Jahr, zehnmal so viel wie noch vor zehn Jahren. Seit

---

* Die Zahl meiner männlichen Kollegen mag sehr niedrig sein – in Deutschland stehen 24 000 Hebammen weit unter 100 Männer in diesem Beruf gegenüber –, dennoch möchte ich sie natürlich nicht übergehen. Der Einfachheit halber und wegen des Leseflusses spreche ich jedoch fortan nur von Hebammen, meine aber alle, die diese Tätigkeit ausüben.

einer Weile gleicht der Gesetzgeber immerhin mit einem Sicherstellungszuschlag einen Teil der Summe aus.

Als Beleghebamme oder freiberufliche Hebamme zu arbeiten ist auch wegen der festen Abrechnungssätze der Krankenkassen wenig lukrativ: Denn diese sind in den letzten Jahren nicht annähernd proportional zur Versicherungsprämie gestiegen. Hebammen können, anders als Elektriker oder Fliesenleger, nicht einfach ihren Stundensatz erhöhen, um in der Selbstständigkeit zu bestehen. Teilzeitmodelle sind für sie kaum rentabel, der Versicherungsbeitrag bleibt nämlich immer der gleiche. Und selbst in Vollzeit ist es finanziell oft ein Verlustgeschäft, denn Hebammen können durch die länger gewordenen Anfahrtswege immer weniger Frauen betreuen. Die Beschäftigung in einem Krankenhaus wiederum bedeutet andere Zwänge: Neben der mäßigen Bezahlung ist das Hebammendasein dort oft ein stressiger Knochenjob aus Schichtdienst, Non-stop-auf-den-Beinen-Sein und hohem Verantwortungsdruck. Die Arbeitszeiten schränken das Sozialleben zudem massiv ein. Die meisten Hebammen, die ich kenne, können über den Begriff Work-Life-Balance jedenfalls nur lachen.

* * *

Es gab neben dem Hebammenmangel aber, wie ich glaube, noch einen zweiten Grund, warum Geburten und die Art und Weise, wie diese ablaufen, zuletzt so sehr Thema waren. Und der hat mit Harvey Weinstein zu tun.

Als eine Konsequenz des Skandals um seine sexuellen Übergriffe und der daraus entstehenden #MeToo-Bewegung verhandelten Frauen plötzlich ein lange tabuisiertes Thema auf breiter gesellschaftlicher Ebene: Gewalt in der Geburtshilfe, oder weniger kämpferisch ausgedrückt: belastende, negative Erfahrungen, die Frauen unter der Geburt gemacht haben. Darunter fallen als brutal wahrgenommene Interventionen bei der Entbindung, etwa der Dammschnitt oder das Kristeller-Manöver, bei dem mit großem Druck auf den Bauch versucht wird, das Baby »anzuschieben«, aber auch Gewalt in der Sprache zählt dazu: abfällige Bemerkungen des medizinischen Personals (»Stellen Sie sich doch nicht so an«) bis hin zu psychischer Erpressung (»Sie wollen doch auch, dass es Ihrem Kind gut geht«).

Seit 2014 gibt es auch in Deutschland den »Roses Revolution Day«, der auf eine Idee der amerikanischen Geburtsaktivistin Jesusa Ricoy zurückgeht und am 25. November zelebriert wird. Betroffene teilen an diesem Tag ihre negativen Erlebnisse per Erfahrungsbericht in den sozialen Medien und / oder legen eine pinke Rose vor dem Kreißsaal nieder, in dem sie die betreffende Erfahrung gemacht haben.

Infolge des Skandals um Harvey Weinstein gewann dieser Tag noch mehr an Bedeutung und die Debatte um Gewalt in der Geburtshilfe an Fahrt. In der *Süddeutschen Zeitung* schrieb Meredith Haaf: »MeToo hat dazu geführt, dass die kleinen und großen Grenzüberschreitungen, die Frauen aufgrund ihres Frauseins erleben, derzeit so dringlich diskutiert werden wie lange nicht.

Dabei verschiebt sich zum einen die Grenze dessen, was Frauen glauben, widerspruchslos über sich ergehen lassen zu müssen. Und zum anderen ändert sich das Konzept von Grenzen an sich: Eine unangekündigte Untersuchung mag für die eine Frau eine ertragbare Unannehmlichkeit sein, wenn man am Ende ein gesundes Baby auf dem Arm hält – doch das mindert nicht das Recht der anderen Frau, sie als gewaltvollen Überfall zu erleben, das zu benennen und sich dagegen zu wehren. Das Phänomen ist also kein Debattengespenst oder eines, das nur besonders aufgeklärte Mütter umtreibt: Gewalt in der Geburtshilfe wird von der Weltgesundheitsorganisation als internationales Problem anerkannt und beschrieben.«

Die Soziologin Christina Mundlos, die im selben Artikel zitiert wird, geht davon aus, dass fast die Hälfte aller Frauen im Kreißsaal Erfahrungen mit verbalen oder körperlichen Übergriffen macht. Ich empfinde es jedenfalls als längst überfällig und begrüße es sehr, dass darüber endlich gesprochen wird!

Vor diesen Folien – dem Babyboom, dem Hebammenmangel und der Debatte um Gewalt in der Geburtshilfe – schrieb ich jede Woche meine Kolumne »Die Wehenschreiberin« für das *Magazin* der *Süddeutschen Zeitung*, und vielleicht hat die neue Sensibilität für all diese Themen auch ein wenig zur Popularität dieser Kolumne beigetragen.

Alles begann im Winter 2016/2017, als mich – mehr oder weniger per Zufall – die Redaktion kontaktierte. Man gehe mit der Idee schwanger, eine Reihe über den

Alltag einer Hebamme zu starten – ob ich mir vorstellen könnte, aus meinem Beruf zu berichten. Tatsächlich hatte ich immer vor, das, was ich Freunden und Bekannten regelmäßig auf ihre Fragen erzähle, mal »richtig« in Form und zu Papier (aka Word-Dokument) zu bringen. Ich sagte Ja, man taufte das Baby »Wehenschreiberin«, und ein Abenteuer begann, von dem ich zunächst dachte, es dauere vielleicht acht Wochen, maximal ein Vierteljahr. Doch die Tatsache, dass die Kolumne von Beginn an gemocht wurde, dass der Kreis der Leser von Woche zu Woche wuchs, ließ mich weiterschreiben und immer weiter.

Für mich war der Kreißsaal schon immer ein Kaleidoskop von Menschen in Extremsituationen gewesen, und ich war froh, als »Wehenschreiberin« die Gelegenheit zu haben, aus der Schlüssellochperspektive zu berichten: Ich erzählte vom alltäglichen Handywahnsinn und WhatsApp-Schreiben unter Presswehen; von Sprachbarrieren und Pantomime-Anleitungen; von ambitionierten Vätern, die beherzt (und splitternackt) zu ihrer Frau in die Wanne steigen, und von solchen, die von ihrem Kind nichts wissen wollen und einfach verschwunden sind.

Die Rückmeldung beflügelte mich, sie war so groß, dass nun ein Buch daraus geworden ist. In einer Zeit, in der das Private immer noch politisch ist, in der Begriffe wie PDA, Stillen und Kaiserschnitt Glaubenskriege auslösen und Zerwürfnisse hervorrufen können, möchte ich vor allem aufklären – aus meiner professionellen und doch subjektiven Sicht. Dabei ist mir natürlich klar, dass ein Arzt oder eine Ärztin, eine Pflegekraft, andere Hebammen oder die Betroffenen selbst jeweils ihren ganz eigenen Blick auf all diese Dinge haben.

Mein Eindruck ist, dass die Themen, die da so für erbitterte Diskussionen zwischen Frauen (und manchen Männern) sorgen, in Wahrheit oft um eine ganz andere Frage kreisen, nämlich: Wie kann ich eine gute Mutter sein? So vermeintlich gleichberechtigt heute Beziehungen geführt werden, die Familiengründung bringt so manche fest geglaubte Überzeugung ins Wanken. Wenn aus zwei Personen drei werden, stellt sich die Frage nach dem eigenen Rollenbild, nach der Wichtigkeit des Berufslebens, der finanziellen Unabhängigkeit und dem Wert des gemeinsamen Familienlebens neu und ganz konkret.

Mit dem Buch will ich mit Mythen und Bewertungen aufräumen, Tabuthemen ansprechen und Eltern Mut machen, ihren ganz eigenen Weg zu finden. Denn wer wie ich so viele unterschiedliche Menschen in der Extremsituation einer Geburt erlebt, lernt vor allem viel über unsere Gesellschaft. Vorurteile verschwinden im Kreißsaal ganz schnell, das stelle ich immer wieder fest: Vermeintliche Schluffi-Männer werden zu Super-Vätern, Mauerblümchen, die erst denken, »sie sterben«, entwickeln unter der Geburt Herkuleskräfte; Ärzte, die arrogant wirken, wissen insgeheim sehr wohl um den Wert der intensiven Betreuung durch die Hebammen.

Wie sollen Kinder in diese Welt starten? Welches Bild haben wir von den Frauen, die sie zur Welt bringen? Wie effizient und reibungslos kann Geburtshilfe sein? Kann sie jemals »rentabel« sein? Ja, das kann sie: Wenn wir als Maß nicht Geld heranziehen, sondern Gesundheit.

Im Zuge der Diskussion um Frauenquoten, um Kinderbetreuungsplätze, um die Vereinbarkeit von Beruf und Familie, die seit einigen Jahren in Deutschland geführt wird, geht es letztlich um die Frage, was moderne Elternschaft bedeutet. Es geht um das Muttersein. Wir müssen noch mehr über das Mutter*werden* sprechen. Und einen kleinen Beitrag dazu möchte ich mit diesem Buch leisten.

AUF UROMAS SPUREN

Eine Geschichte vom Anfang

Es war 2008, ich hatte gerade meinen Abschluss in Jura gemacht, als ich meiner Oma eine wichtige Neuigkeit überbringen wollte. Ich würde nicht an der Uni weitermachen, obwohl ein Dozent sogar eine Promotion angeregt hatte, und würde mich nirgends bewerben, obwohl das Praktikum, das ich in den vorletzten Semesterferien bei der Unternehmensberatung gemacht hatte, gut verlaufen war. Ich war entschlossen, mein Leben in eine andere Richtung zu schubsen.

Ich wollte Hebamme werden. Bei Kaffee, Kuchen und Geschirr mit Goldrand verkündete ich meiner Oma die News. Ich erwartete ein: »Wie schön, was für ein toller Beruf« und hörte stattdessen: »Willst du das wirklich machen?« Es war, ich übertreibe nicht, in ihren Augen der schlimmste Beruf, den ich hätte ergreifen können. Als hätte ich ihr gerade unterbreitet, ab sofort mit Lämmerschlachten mein Geld zu verdienen.

Meine Oma war die Tochter einer Hebamme. Ihre Mutter, also meine Uroma – Kreszentia Böhler (auf sie geht mein Pseudonym zurück), von allen nur Sensi genannt –, hat zeit ihres Lebens auf der schwäbischen Alb Kinder zur Welt gebracht, angeblich waren es am Ende 4900. Ich bin heute, nach etwa zehn Berufsjahren, bei 850. Zu Uroma Sensis Zeiten waren Hausgeburten üblich. Gab es keine schwerwiegenden Komplikationen, gebaren die Frauen eigentlich immer in den eigenen vier Wänden.

Bevor Oma mit ihren Gegenargumenten loslegen konnte, bettelte ich: »Hast du noch den Koffer?« Sie wusste sofort, was ich meinte. Oft schon war bei Familienfeiern die Rede auf dieses sagenumwobene Erbstück gekommen. Sie stieg grummelnd vor mir die Treppe in den Keller hinunter und zeigte mir, welche Kisten und Kästen ich verschieben und wegräumen musste. Kurze Zeit später hatten wir den Schatz gehoben: den Koffer mit Uroma Sensis Gerätschaften.

Mein Gesicht hellte sich auf, ich begann zu stöbern. Ein paar Sachen wusste ich ja bereits über meine Vorfahrin, aber ich bat Oma, noch ein bisschen genauer zu erzählen, meine Wissenslücken zu schließen. Wie war das damals? Was hast du über das Hebammendasein mitbekommen? Oma begann, erst widerwillig, aber dann immer gesprächiger.

Kreszentia, Jahrgang 1894, hatte einen Mann und bekam mit ihm ein Kind – den großen Bruder meiner Oma. Der Mann fiel im Ersten Weltkrieg. Meine Uroma war nun alleinerziehend. Und musste mit ihrem Beruf als Hebamme ihr Überleben sichern. Sie lernte einen neuen Mann kennen, bekam ein zweites Kind, meine Oma. Doch der Mann wollte sie nicht heiraten. Meine Oma war also ein uneheliches Kind – zur damaligen Zeit skandalös –, ihr Leben lang habe sie diesen Makel gespürt.

Sensi Böhler war die einzige Hebamme für ein ziemlich großes Gebiet von mehreren Ortschaften – sie hatte keine Vertretung. Wurde sie zu einer Geburt gerufen, musste sie ran. Egal, an welchem Tag, egal, zu welcher Uhrzeit. Oma ging zu ihrer Schrankwand und holte einen Zeitungsartikel aus einer Schublade: Er war 1976, zum Tod meiner Uroma, in der Lokalzeitung erschienen. Es heißt darin: »Sie war im Sommer und Winter unterwegs anfangs mit ihrem Fahrrad (…) bald folgte ein laut knatterndes Mofa.«

Nach dem Krieg sei sie die Erste im ganzen Ort gewesen, die ein Auto besessen habe, sie musste ja den ganzen Bezirk abfahren. »Sie war so modern, eine voll berufstätige Frau mit Auto«, sagte ich bewundernd. Meine Oma blickte skeptisch drein.

Es gibt in meiner Familie zwei Lesarten über meine Uroma: Die eine schildert sie als selbstständige, emanzipierte Frau, die ihren Beruf über alles liebte und ihn – entgegen dem Wunsch ihres zweiten Partners – nicht aufgeben wollte, um dann »nur noch« Mutter und Frau am Herd zu sein. Dass sie ein so ungewöhnliches Frauenbild verkörpert habe, sei der Grund gewesen, weswegen der Vater meiner Oma sich zu ihr nie bekannt habe, so Theorie 1 – die natürlich mein Favorit war.

Die andere Geschichte ist weniger schmeichelhaft: Die Uroma sei eine ziemliche »Bissgurkn« gewesen. Zäh, pflichtbewusst und tough bis an die Schmerzgrenze. Ihrem Beruf immer den Vorrang gebend. Männer habe so viel Eigensinnigkeit abgeschreckt.

»Und was glaubst du?«, fragte ich Oma, während ich das Hörrohr inspizierte, das ich gerade aus dem Koffer gezogen hatte. Das Lindenholz war ganz glatt und glänzend und auch nach den vielen Jahren Gebrauch ohne

Macken. Ich roch kurz daran, auf wie vielen Bäuchen es wohl angesetzt worden war…

»Ihr Beruf ging immer vor. Immer! Weil sie dauernd im Einsatz war, waren wir Kinder fast jedes Weihnachten und jeden Geburtstag allein. Wir haben uns selbst einen Kuchen backen müssen! Hebamme ist ein schlimmer Beruf. Unvereinbar mit dem Familienleben.« Ich versuchte, sie zu beschwichtigen. »Oma, die Zeiten haben sich doch geändert. Man hat Schichtdienst und abgesteckte Arbeitszeiten, arbeitet meist im Team und nicht als Einzelgänger. Ich werde schon darauf achten, mich für den Beruf nicht zu sehr aufzuopfern und mein Privatleben zu schützen.«

Diesen Satz hätte ich in einen Rahmen sticken und als stetige Mahnung über mein Bett hängen sollen. Denn natürlich ist der Beruf auch heute noch einnehmend, das ahnte ich auch damals, aber ich sollte es erst viel später, als ich an den Rand eines Burn-outs geriet, so richtig verstehen. 2008 war da nur: Idealismus. Die Sehnsucht, etwas Handfestes, etwas wirklich Sinnvolles zu tun. Schon als Kleinkind hatte ich diese leicht absurde Faszination für Babybäuche gehabt. »Weißt du nicht mehr, Oma: Mama sagte immer, ich hätte Schwangere jedes Mal wie verzaubert angesehen.«

Oma lächelte, jetzt schienen ein paar wärmere Farben auch ihre Erinnerung zu erhellen. »Deine Uroma hat Menschen aller Schichten betreut.« Die armen Bauernfamilien hätten sie oft nur in Naturalien bezahlen können – »so hatten wir immer mal ein gutes Stück Fleisch«. Aber sie hat auch die Frau des Bürgermeisters entbunden. Man musste sich mit ihr gut stellen, es gab ja keine Alternative. Und gab es mal Streit im Ort, war es oft die Uroma, die vermittelt hat. »Sie kannte ja alle, ging in den Häusern ein und aus. Und hat sich so einen generationsübergreifenden Respekt erarbeitet.«

Ich nahm weitere Instrumente aus dem Koffer, eine Glasspritze und eine Stahlkanüle, alte Klemmen und Scheren und, oh mein Gott, war das etwa Teil eines Irrigators? Mit dieser Einlaufkanne war es früher üblich, den Darm von Schwangeren komplett zu entleeren, erklärte ich Oma. Sie verzog das Gesicht. Leibbinden kamen zum Vorschein, mit denen man den Bauch der Schwangeren gestützt hat; ein Maßband und ein Beckenzirkel, mit dem man die Stellung und die Symmetrie des Beckens ermitteln konnte. Frauen hatten damals noch viel öfter durch Mangelernährung und die schwere Arbeit Fehlstellungen und Deformitäten.

»Was Uroma alles erlebt hat«, sagte ich nach einer Weile nachdenklich. Zwei Weltkriege. Den Rassen- und Mutterverherrlichungswahnsinn der Nazis. Die Armut nach dem Krieg. Die Einführung von Penicillin. Das Wirtschaftswunder. Die Neuerungen durch die Krankenhaus-Geburtshilfe. Den Contergan-Skandal.

»Sag mal, war sie eigentlich auch bei deinen Geburten dabei?«, fragte ich Oma nach einer Weile. Sie verdrehte die Augen. »Ja, und das war schrecklich. Wenn deine Mutter die Hebamme ist, fehlt dir der tröstende Beistand. Mit mir war sie viel strenger als mit anderen Frauen. Sie hat immer gesagt, ich solle mich nicht so anstellen.« Auweia.

Beim vierten Kind, meinem Onkel, konnte Sensi nicht zu ihrer hochschwangeren Tochter fahren, weil sie parallel noch andere Frauen betreute. So musste schließlich meine Oma, mit drei kleinen Kindern und dem dicken Bauch, extra anreisen und ein paar Tage später mit dem Neugeborenen die beschwerliche Reise zurück auf sich nehmen.

Auch wenn sie zeitlebens mit ihrer Mutter gehadert hat, ihr lange vorgeworfen hat, sich nicht angemessen um ihre Kinder gekümmert zu haben: Letztlich wählte meine Oma ein ähnliches Lebensmodell, auch sie war für ihre Generation eine moderne Frau. Sie wurde Lehrerin und hat immer gearbeitet, auch als meine Onkel und Tanten auf der Welt waren.

Wir gingen an diesem Nachmittag versöhnlich auseinander: Ich versprach ihr, genau hinzusehen, was der Beruf mit mir machen würde. Und sie sagte, sie werde sich bemühen, nicht nur das Negative zu sehen. Immer wenn wir uns seitdem getroffen haben, sogar bis kurz vor ihrem Tod vor vier Jahren, fragte sie mich: Macht's dir denn noch Freude? Und ich sagte immer und tue es noch heute mit Blick nach oben zum Himmel: Ja, Oma.

WAS HEISST PRESSEN AUF RUMÄNISCH?

*Über Sprachbarrieren
im Kreißsaal*

Ich kniete gerade am Boden im Vierfüßlerstand, streckte meinen Po nach oben und machte laut Ümpf-Ümpf-Ümpf, als die Schwangere über mir im Bett schallend zu lachen begann. Ich hatte nicht bemerkt, dass der Oberarzt zur Tür hereingekommen war. Mir wurde heiß.

Bis dahin hatte die Frau aus dem Kongo kein Wort verstanden, mich nur panisch angeschaut und sich vor Schmerzen gewunden, jetzt lachte sie, das war doch schon mal was. Ich rappelte mich auf und sagte zum Kollegen: »Äh, ich hab hier kurz was vorgemacht.«

Ich hatte nur beherzigt, was meine Ausbilderin immer gesagt hat. »Als Hebamme musst du dich zum Löffel machen«, was ihr Ausdruck gewesen war für: Zur Not müsst ihr den Schwangeren eben alles vorturnen – das nimmt nicht nur die Angst der Frauen, sich zu blamieren, es überwindet auch jede Sprachbarriere. Denn fast täglich habe ich mit Frauen zu tun, mit denen ich mich nicht oder kaum verständigen kann. Ungefähr jede Sechste, die zu uns kommt, spricht kein Deutsch. Seit Deutschland so viele Geflüchtete aufgenommen hat, sind es noch etwas mehr geworden.

Bei diesen Frauen wissen wir Hebammen oft nicht: Ist es ihr erstes Kind, hatte sie schon einmal Komplikationen, gibt es Vorerkrankungen oder Allergien? Ich habe ernsthaft schon überlegt, bei meinem Chef einen

Türkisch-Kurs zu beantragen. Türkisch bräuchte ich am häufigsten, aber dann blieben ja immer noch all die anderen Sprachen. Allein letzte Woche betreute ich eine Russin, eine Rumänin, eine Chinesin, eine Japanerin und eine Syrerin.

Eine Geburt kann an sich schon ein beängstigender Vorgang sein, aber wenn man nichts versteht? Und so viele Leute Fragen haben, einen anfassen, Anweisungen geben? Ich kann das Wort *Hebamme* in 15 Sprachen sagen und *pressen* in 11. Der Rest sind Blicke, Lächeln, Handbewegungen.

Da wir eine Großstadtklinik sind, arbeiten hier auch viele internationale Kollegen. Wir könnten Durchsagen wie im Flieger einführen: »Heute spricht unsere Crew für Sie…« Unser Joker sind die ausländischen Putzfrauen hier im Haus. Wenn die Schwangeren niemanden zum Übersetzen mitbringen, rufen wir die hinzu. Mag in Sachen Schweigepflicht nicht ganz korrekt sein, aber es hilft, um Ängste verschwinden und Babys kommen zu lassen… Olga von der Geriatrie, Oksana von der Inneren – ich weiß genau, auf welcher Station ich anrufen muss, wenn ich mal eben eine Übersetzerin für Bulgarisch oder Russisch brauche. Doch bei der Kongolesin nützte das alles nichts, sie war alleine hier und für Google Translator oder eine dolmetschende Putzfrau nicht mehr in der Verfassung. Heftig warf sie sich von einer Seite auf die andere.

Wir hatten ihr doch schon eine PDA gelegt, was konnte es sein? Hatte sie immer noch übermäßige Schmerzen? Ohne sich verständigen zu können, wird eine medizinische Behandlung zu einer Autofahrt mit halb zugefrorener Frontscheibe.

Es ist interessant, wie verschieden die Frauen mit ihren Schmerzen umgehen. Japanerinnen sind oft ganz leise und stoisch, lassen sich fast nichts anmerken. Türkinnen schreien in Klagelauten das ganze Krankenhaus zusammen. »Annneeeee, Annnneeeee« – hallt es fast täglich hier durch die Gänge. Anne heißt *Mutter* auf Türkisch. Die Frauen rufen nach ihren Müttern, in dem Moment, wo sie selbst welche werden – wie schön eigentlich. Überhaupt mag ich türkische Geburten, danach versinkt immer die ganze Station in Zellophan. Alle, von den Ärzten bis zur Putzfrau, werden mit knisternden Geschenken überhäuft. Mir gefällt auch der Brauch, dass bei muslimischen Paaren der Vater direkt nach der Geburt dem Baby eine bestimmte Sure aus dem Koran ins Ohr flüstert.

Ich war kurz zu meiner Patientin, der Kongolesin, durchgedrungen, wir hatten einen flüchtigen Moment der Verbindung gehabt, ein Zunicken und stilles Lächeln, aber nun zeigte sie mir – konnte das sein? – mit den Händen an, dass sie nicht mehr hörte, was ich sagte. Es wirkte, als würde sie ohnmächtig werden. Sie verdrehte sogar die Augen. Ich streichelte ihr über den Kopf, redete ihr gut zu, versuchte zu unterscheiden, was kulturelle Ausdrucksweise und Temperament waren und was beunruhigende Symptome.

»Ist ja gut, Sie haben es bald geschafft, schschsch.« Kurz beruhigte sie sich tatsächlich. Vielleicht kam das Kind ja doch noch, bis meine Schicht zu Ende war … Da durchfuhr sie ein wildes Zucken, und sie war wieder in ihrem Schrei- und Stöhn-Delirium.

Ich kam einfach nicht mehr weiter. Das war der Zeitpunkt, an meine Kollegin S. zu übergeben, sie war noch frisch, vielleicht hatte sie neue Ideen, um zu kommunizieren. Ich wäre dann morgen beim ersten Stillen wieder im Einsatz.

Überhaupt das Stillen: Wo die Sprache fehlt, geschieht vieles intuitiv. Der türkischen Mutter, die kaum Deutsch spricht, muss ich nicht mit Fachbegriffen erklären, wie das Baby gestillt wird, sie legt es an, und oft läuft es einfach. Viele deutsche Mütter kommen dagegen mit dem Wissen aus einem Geburtsvorbereitungskurs, zig Büchern und Zeitschriftenartikeln über die Vorzüge des Stillens und wollen ja nichts falsch machen. Sie fragen mich aufgeregt, wie ich dies und jenes einschätze, bevor sie es zum ersten Mal einfach probieren und schauen, ob es klappt.

Anders gesagt: Mit der einen kann ich zwar nicht sprechen, aber kommunizieren. Mit vielen anderen kann ich sprechen, aber das macht es auch nicht immer einfacher.

Als ich draußen war und auf dem Gang gerade meine Regenjacke anzog, hörte ich ein markerschütterndes »Üüüüüaaaahhheeeerrrr«. Das musste die Frau aus dem Kongo sein! Endlich. Es gibt einen Zeitpunkt, da versteht jede Frau, was sie jetzt tun muss. Ohne dass ihr es jemand anderes sagt, gibt ihr Körper ihr zu verstehen, dass sie genau jetzt pressen muss. Und dieser Moment klingt in jeder Sprache gleich: ein gigantisches Stöhnen mit einem Überfluss an Kraft und einem Anflug von Erleichterung darin. Üüüüüaaaahhheeeerrrr. Es ist das letzte Aufbäumen, die Muttersprache der ganzen Welt. Das Kind ist jetzt da.

»SCHATZ, MACH DICH DOCH SCHON MAL UNTENRUM FREI«

Über ambitionierte Väter

»Wir haben seit zwei Stunden Wehen«, sagte der Mann, der mit seiner Frau in den Kreißsaal gekommen war, aufgeregt und hielt mir sein Handy unter die Nase. »Laut App ist der Muttermund jetzt bei etwa sechs Zentimetern. Schatz, mach dich doch schon mal untenrum frei.« Die Frau und ich sahen uns an und schmunzelten: Wir würden heute einen Mitstreiter im Kreißsaal haben.

Tatsächlich hatte sich Herr N. auf die Geburt seiner Frau so akribisch vorbereitet wie ein Bergsteiger auf eine Himalaya-Expedition. Krankenkassenkarte, Tasche, Handykabel – alles war griffbereit. In einem Korb lagen Snacks und Getränke. Er hatte *Das Große Schwangerschaftsbuch* gelesen und sollte später sogar aus der amerikanischen Schwangerschaftsbibel *What to expect when you're expecting* zitieren. Hätte es im Geburtsvorbereitungskurs Noten gegeben – Herr N. hätte sein Summa cum laude einlaminiert und mitgebracht.

Heute war G-Day, und das war irgendwie auch *sein* Tag, das Gelernte wollte endlich in die Praxis übertragen werden. Nach zwei Stunden war der Muttermund allerdings noch immer kaum geöffnet – natürlich hatte seine App danebengelegen. Sie beruht auf statistischen Mittelwerten, in der Realität völlig unbrauchbar.

Stattdessen klaffte an meinem Bauch ein riesiges Loch, das Herr N. mir dort hineingefragt hatte. Warum die Herztöne des Babys so viel höher als die seiner Frau seien? Ob sich das Kind rechts oder links rum durch den Geburtskanal schrauben würde? Wie sich die PDA pharmakologisch zusammensetze? Geduldig erklärte ich ihm alles – vielleicht würde das viele Reden Frau N. ja ablenken.

Nur eine Frage hörte ich von Herrn N. die ganze Zeit nicht, die klassische Väterfrage, wann denn nun die Geburt losgehe. Diesen film- und fernsehbedingten Irrglauben, wonach sich die Geburt nur auf die Presswehenphase am Schluss beschränke, muss ich sehr oft richtigstellen. Aber bei Herrn N. nicht, er war Profi. Es war eine Freude, mit ihm zu arbeiten.

Erst seit den 70er- und 80er-Jahren sind Väter überhaupt im Kreißsaal dabei, nicht alle und auch nicht permanent, aber doch die meisten. Seit einigen Jahren, ich würde sagen, ungefähr seit es die gesetzliche Elternzeit gibt, beschränken sich viele Väter nicht mehr darauf, am Kopfende des Bettes zu stehen und Händchen zu halten, sie wollen aktiv mithelfen. Ich ermutige sie auch dazu und verteile kleine Aufgaben, wenn sie sich selbst nicht trauen, initiativ zu werden.

Ein Kümmerer wie Herr N. ist Gold wert, vor allem in Nächten, wo ich zwischen den Kreißsälen wechseln und mehrere Frauen gleichzeitig versorgen muss. Herr N. massierte, brachte Wasser, tupfte die Stirn seiner Frau ab. Doch den Muttermund bekam auch er nicht auf. Ich schlug den beiden vor, dass wir es doch mal mit der Wanne probieren könnten. Das leichte Körpergefühl im Wasser und die warme Temperatur tun den Frauen oft gut.

Ich ließ das Wasser ein, half der Frau beim Ausziehen, dimmte das Licht – als Herr N. mit einem Mal nackt
vor mir stand. »Huch! Wollen Sie etwa auch mit rein?«,
fragte ich und versuchte sehr angestrengt Augenkon-
takt zu halten. Da war er schon über den Wannenrand
geklettert. Seine Frau blickte mich unsicher an: »Ist das
ok?« Alles, was ihr guttäte, sei mir recht, versicherte ich
ihr. Und es tat ihr gut.

Wie beim Zweierrodel hielt Herr N. seine Frau von
hinten im Arm. Ein riesiger menschlicher Doppelwhop-
per, die obere Hälfte keuchte, die untere entspannte sich
nun auch endlich mal, es war perfekt.

Als wir später wieder zurück in den Kreißsaal gingen, platzierte Herr N. sich seitlich von seiner Frau,
widmete sich aber den blinkenden Zahlen am Wehenschreiber mehr als ihr. Ab und an notierte er die Zahlen
mit Bleistift in ein Heft. Die Abstände der Wehen wurden nun kürzer und heftiger. Abwechselnd sein Notiz-
buch und den Monitor studierend, zählte er herunter:
»Schatz, Achtung, in drei, zwei, eins hast du wieder
eine Wehe!« – »Sag blooooooooooß«, hallte es durch
den Kreißsaal.

Ich grinste vor mich hin. Besser so einen Vater als
einen, der über Stunden sein Handy angähnt. Und besser so einen als den steifen Herrn im Dreiteiler neulich,
der wirkte, als hätte eine Zeitkapsel ihn aus den 50er-
Jahren in die Jetztzeit gebeamt. Der Kreißsaal schien
für ihn atomares Sperrgebiet zu sein, obwohl ich ihn
mehrmals einlud, dabei zu sein; und als ich ihm schließlich das Kind überreichte, hielt er es mit ausgestreck-

ten Armen von sich weg und fragte irritiert: »Und jetzt?«
Nicht nur sein altmodischer Anzug sprach aus allen
Fasern: Ich gehöre einer aussterbenden Art an. Herr N.
dagegen hatte schon vor Stunden angekündigt, er wolle
sein T-Shirt sofort ausziehen, wenn das Baby da sei.
Hautkontakt sei ja so wichtig.

Seine zierliche Frau ächzte noch immer unter ihren
Wehen. Der Wehenknopf des CTG, der den Druck in
der Gebärmutter auf einer Skala zwischen 0 und 100
angibt, stieg nun in jeder Wehe immer höher an. Als
wir bei 98 ankamen, feuerte Herr N. seine Frau an: »Los,
Schatz, du knackst bald die 100.« Er war inzwischen
selbst schweißgebadet. Ich erklärte ihm, dass dann aber
kein Glöckchen bimmle wie beim Hau-den-Lukas. Jetzt
lachten wir alle. Und dann war es so weit. »Wenn Sie
möchten, könnten Sie jetzt das Köpfchen sehen«, sagte
ich.

So ganz weiß ich vorher nie, wie Männer auf diesen
Anblick reagieren, wenn ihr Kind zum ersten Mal sicht-
bar wird; ein paar Zentimeter Schädeldecke machen
plötzlich real, was monatelang nur eine abstrakte Vorstellung war. Ein Moment größer als Kino, größer als
alles. Manche finden das noch immer befremdlich, das
Blut, die feuchten Haare, diese unverstellte Sicht zwischen die Beine der Frau, aber immer mehr Väter nehmen sich ein Herz. Immer nur her mit den Wundern.

Herrn N.s Augen leuchteten vor Faszination und Rührung. »Schatz, sie hat lauter braune Härchen!«, beschrieb
er seiner Frau, die vor uns kniete und keinen Blick, keine
Berührung wagte. »Legen Sie Ihre Hand hier hin, leicht

unterhalb vom Gesäß Ihrer Frau«, erklärte ich ihm, »die Kleine kommt jetzt jeden Moment.« Er tat, wie ihm geheißen. Seine Frau gebar das Kind in seine Hände. Und ich war auf eine gute Art kurzzeitig arbeitslos.

IMMER NUR BRÜTEN

Über das Nase-voll-Syndrom

Neulich war ich mal wieder joggen. Zwischen meiner Wohnung und der Klinik gibt es einen schönen Park, das Sonnenlicht blinzelt durch die Bäume genau so, dass man nie ganz im Schatten, aber auch nie ganz in der Sonne läuft. Ich trabte so dahin, und nach einer Weile fiel mir auf, dass ich den Bauch-Äquator überschritten haben musste. Denn hier, in einem Umkreis von einem Kilometer um unsere Klinik, sah man fast nur Schwangere ihre Neunmonatsbäuche über die Kieswege manövrieren. Die meisten watschelten schwerfällig und guckten, nun ja, nicht gerade happy drein. Eindeutige Häufung des Nase-voll-Syndroms.

Damit habe ich auch oft in der Klinik und bei der Vorsorgebetreuung von Schwangeren zu tun. Die Symptome: wachsende Ungeduld, zunehmende Dünnhäutigkeit, oft resultierend aus Begleiterscheinungen wie schwacher Blase, schlechtem Schlaf und schmerzendem Rücken. Hohe Temperaturen verstärken das Nase-voll-Syndrom, ebenso näher rückende Feiertage wie Weihnachten. Linderung verschaffen (aber auch nur temporär): Schwimmen, eine Massage, Pediküre oder ein Partner, der ein offenes Ohr für die Beschwerden hat und beim Schuhebinden hilft.

Nur etwa vier Prozent aller Kinder kommen genau am Tag des errechneten Termins zur Welt – eine ziemlich dürftige Trefferquote, oder? Aber der Termin ist halt nur ein Näherungswert für einen Zeitraum: Grundlage für die Berechnung sind Zeitpunkt der Zeugung, letzte Monatsblutung und Länge des Zyklus. Doch auch wenn sich die genau bestimmen lässt, kann es zu Schwankungen kommen, etwa weil Spermien erst ein oder zwei Tage später auf die Eizelle treffen oder weil der Eisprung zu einem anderen als dem berechneten Termin stattgefunden hat. Und schon kann der tatsächliche Termin vom errechneten um einige Tage abweichen. Babys bleiben im Schnitt 40 Wochen im Bauch, das heißt manche nur 37 Wochen, andere 41 oder länger.

Sind die Frauen nach einem womöglich lange bestehenden Kinderwunsch, nach den endlosen ersten zwölf Wochen, nach weiteren sechs Monaten dann endlich »am Termin« angelangt, denken viele: So, jetzt langt's aber auch, Name ist ausgesucht, alles steht bereit: Wickelkommode, Kliniktasche, Großeltern. WIR WÄREN DANN SOWEIT.

Die Tage, die es dann oft noch dauert – gerade beim ersten Kind –, fühlen sich an wie: noch mal neun Monate. Und jedes Mal, wenn sie zur Kontrolle kommen – meist alle zwei Tage –, verstärkt sich ihre Zermürbtheit. Und die »Geht's schon los«-WhatsApps von werdenden Großmüttern machen die Sache auch nicht besser.

Genießen Sie die letzten Tage Schwangersein, sage ich den Frauen. Kassiere ein Augenrollen. Sage: Im Ernst, unternehmen Sie etwas Schönes zu zweit oder mit den Freunden: Restaurant, Kino... Das dauert jetzt etwas, bis Sie dazu wieder in der Lage sind. Ich erzähle auch immer, wie meine Freundin Silvi hochschwanger beim ersten Kind mit ihrem Freund zusammensaß, in der gemeinsamen Wohnung, der Termin rückte näher. Der Freund hielt jeden Abend beim Essen feierlich inne: »Schatz, hörst du das?« – »Nein, was denn?« – »Na, diese Ruhe.« Da lachte Silvi, und die Nase-voll-Frauen meistens auch.

Auf meiner Joggingrunde traf ich plötzlich Frau W., nicht weniger rotgesichtig als ich, die mit ihrem prallen Bauch power-walkend versuchte, die Frühlingsluft zur Seite zu schieben. Sie war schon eine Woche über Termin, erst am Tag zuvor hatten wir sie nach der Kontrolle wieder nach Hause beziehungsweise »spazieren« geschickt. Bewegung ist das Beste, um den Kreislauf und unter Umständen auch die Geburt in Gang zu bringen.

»Ich mag nicht mehr«, greinte Frau W. nun gespielt übertrieben, als sie mich erkannte. »Ich kann hier schon jeden Kieselstein mit Namen begrüßen. Meinetwegen könnten wir langsam mal einleiten...«

Sie wusste, unser Krankenhaus war zurückhaltend, was das anging. Ab zehn Tage über Termin, vorher nicht ohne handfesten Grund – Ungeduld der Mutter zählt nicht dazu. Mein Chef schwor auf die »Kunst des Abwartens«, wie man in der Geburtshilfe früher sagte – bis in den 70er-Jahren plötzlich die Mode der »programmierten Geburt« aufkam, eine Zeit und Ideologie, in der man dachte, die Geburt von außen steuern und effizienter gestalten zu müssen. Zum Glück ist man inzwischen wieder davon abgekehrt.

Dennoch: In den meisten Kliniken wird etwa eine Woche über Termin eingeleitet. In einigen Ländern, etwa in den USA, oft direkt am errechneten Termin. Die Terminüberschreitung an sich ist nicht besorgniserregend, doch bei einer sogenannten Übertragung – so nennt man Schwangerschaften jenseits der 42. Woche – kann die Plazentafunktion nachlassen, das Baby nicht mehr gut versorgt sein, und in sehr seltenen Fällen kann es auch zu einer Totgeburt kommen. Ein Horrorszenario. Allerdings ist die Studienlage für den Kausalzusammenhang zwischen Übertragung und Totgeburten sehr dünn, weil es meist gar nicht so weit kommt.

Die meisten stellen sich das Einleiten der Geburt wie ein leichtes medizinisches Anstupsen vor. Das trifft es nicht ganz. Durch die verabreichten Medikamente – man kann mittels Tablette, Gel, Tampon oder sogar Wehentropf einleiten – setzt man chemisch einen ganz anderen Prozess in Gang. Man überlistet den Körper. Daher sind künstlich herbeigeführte Wehen oft etwas schmerzhafter. Auch andere Risiken wie übermäßig häufige Wehen oder starke Nachblutungen treten statistisch häufiger auf. Dadurch, dass in den Hormonhaushalt eingegriffen wird, kommt es auch häufiger zu Komplikationen, wodurch wiederum Kaiserschnitte wahrscheinlicher werden.

Aber ich will auch nicht verleugnen, dass manche Frauen es als erleichternd empfinden, wenn »endlich was passiert«. Das Nase-voll-Syndrom kann ganz schön heftig sein. In unserer Klinik ist bei etwa jeder zehnten Geburt Starthilfe im Einsatz.

Doch von dem Moment an, ab dem eingeleitet wird, müssen die Frauen im Krankenhaus übernachten – selbst wenn es dann oft noch Tage dauert, bis es losgeht. Eine Einleitung ist oft nicht direkt erfolgreich, und statt der erhofften Abkürzung über die Autobahn fühlt es sich an wie eine Umleitung über holprige Landstraßen. Das verstärkt den Frust und das Gefühl: Was stimmt denn da nicht? Oft entstehen Ängste, wodurch die Frauen in diesen zehrenden Stunden verstärkt für einen Kaiserschnitt plädieren.

Genau das sagte ich jetzt Frau W. und schlug ihr einen anderen Plan vor: noch mehr Bewegung, aber viel besser. Ich nahm mein Handy, stoppte meine Lauf-Playlist und zeigte ihr bei YouTube, wonach sie suchen musste: nach Videos von Schwangeren, die sich in die Eröffnungsphase tanzen, Stichwort: »dancing to induce labour«. Klingt eso, ist aber megacool und macht allerbeste Laune. Die Bäuche so in Wallung zu sehen. Die unverstellte Ausgelassenheit der Frauen. *I like the way you work it!* Beim Tanzen werden Glückshormone ausgeschüttet – und die sind im besten Sinne wehenfördernd. Erst war Frau W. skeptisch, aber als wir uns verabschiedeten, versprach sie, es daheim mal zu probieren.

Ich traf sie zwei Tage später wieder – bei uns auf der Wöchnerinnenstation liegend. Sie stillte gerade den kleinen Luca, den sie einige Stunden zuvor zur Welt gebracht hatte. »Es hat funktioniert! Mit ›Bootylicious‹

von Beyoncé ist es losgegangen«, sagte sie, und ihr Freund nickte bestätigend. »Das war eh immer ihr liebster Song zum Abdancen«, fügte er hinzu. »Danke, jetzt hab ich einen schönen Ohrwurm!«, sagte ich und tänzelte nach draußen.

BLUT, SCHWEISS UND KÄSESCHMIERE

Über Körperflüssigkeiten

Nach der Geburt in Kreißsaal 2 hatte ich extra noch gewartet, bis die Krankenschwester aus dem Personalklo auf unserer Station wieder herauskam und die Luft, wenn nicht wieder »rein«, so doch zumindest der Raum menschenleer war. Aber dann: Sitzungsunterbrechung! Jemand war in die Toilette gekommen und nestelte neben mir herum – das kann ich gar nicht leiden!

Auf mich trifft nämlich das Phänomen der »schüchternen Blase« zu, sprich: Ich *kann* nur, wenn ich alleine auf der Toilette bin. Und am liebsten hätte ich für Notfälle wie diesen ein Radio mit dabeigehabt, damit man kein Plätschern und auch sonst gar nichts von mir hörte. Was dauerte denn da so lange? Während der Klositz unter mir warm wurde, fiel mir einmal mehr auf, wie groß doch die Diskrepanz ist zwischen meiner privaten Verlegenheit in dieser Hinsicht und meiner beruflichen Nichts-Menschliches-ist-mir-fremd-Haltung. Wie konnte es sein, dass ich Schwierigkeiten habe zu pinkeln, wenn eine andere Frau in der Damentoilette ist, aber kein Problem damit hatte, wenn mir eine Patientin unter der Geburt auf die Hand kackt?

Die Sache mit der geplatzten Fruchtblase ist ein gutes Beispiel: Es war meine letzte Geburt in der Ausbildung. Ich durfte schon fast alles alleine machen und war stolz, dass ich so profimäßig zurechtkam. Meine Ausbilderin hielt sich im Hintergrund. Es fühlte sich ein wenig so an wie damals, als ich mit meinem Vater nach der Führerscheinprüfung zum ersten Mal Auto gefahren bin und mir bei jedem Handgriff sicher war.

Der Patientin hatte ich bereits warme Kompressen auf Vulva und Damm gelegt, damit ihr Gewebe gut durchblutet wurde. Danach hatte ich mich seitlich am Bett platziert, die Frau lag ebenfalls auf der Seite und stützte ein Bein auf meiner Schulter ab, als zwischen ihren Beinen plötzlich eine klare ballonartige Blase zum Vorschein kam. Eine Glückshaubengeburt! So nennt man Geburten, bei denen die Babys in der kompletten Fruchtblase zur Welt kommen – eine seltene, medizinisch harmlose Besonderheit, dem Aberglauben nach ein Glücksbringer für das Kind.

Man zog dem Baby einfach nachträglich die transparente Haut ab. Fasziniert beugte ich mich nach unten, um mir den kleinen Baby-Ballon genauer anzusehen, und dachte noch: Wie aufregend, ausgerechnet bei meiner letzten Geburt in der Ausbildung. Was wohl passieren würde, wenn die Fruchtblase genau jetzt, wo sie durch den engen Kanal muss, platzen würde …

Da landete schon ein fetter Schwall Flüssigkeit in meinem Gesicht und meinen Haaren, platsch, ich war nass wie nach der Dusche. Doch abtrocknen war nicht: In diesem Moment kam nämlich auch schon das Kind hinterhergerutscht, und die ausbildende Hebamme bog sich vor Lachen, als sie mir ein Handtuch reichte, um zunächst das Baby ein wenig abzutrocknen. Während die Mutter mit ihrem Kind kuschelte, rubbelte ich mir schließlich die Haare trocken und wurde von der Lehrhebamme beglückwünscht: »Das war deine Taufe als Hebamme«, sagte sie. »Bei der nächsten Glückshaubengeburt weißt du besser, wo du dich hinstellst.«

Ehrlich, das Fruchtwasser warf mich nicht aus der Bahn. Es hatte sich nämlich längst bewahrheitet, was die Ausbilderin mir und meinen Mitschülerinnen ganz am Anfang prophezeit hatte: »Eure Ekelgrenze wird sich weit, weit nach hinten verschieben.« Nur der Übergang, ich spreche von den ersten drei, vier Wochen in der Hebammenausbildung, war seltsam. Aber auch nur weil alles so schnell gegangen war: Eben hatte ich noch das mündliche Jura-Staatsexamen in Hosenanzug und Pumps absolviert, da stand ich auch schon in Birkenstock und Gummihandschuhen voller Blut und Käseschmiere im Kreißsaal. Und fand das von Anfang an so viel toller, echter und aufregender. Aktengeruch – der war eklig.

Heute, 10 Jahre später, schockt mich nichts mehr, jedenfalls nichts, was mit dem menschlichen Körper zu tun hat, warum auch? Die Scham der Menschen ist so unbegründet. Mit alledem haben wir tagtäglich zu tun. Die Frauen wollen immer wissen, ob da Stuhlgang mit rauskommt: Ja, kommt vor, aber es ist in aller Regel nur eine klitzekleine Menge. Das liegt einfach daran, dass im unteren Bauch am Ende einer Schwangerschaft einfach alles sehr eng ist und das Köpfchen kurz vor der Geburt auf den Darm drückt. (Für alle Frauen, die wissen wollen, wie sich das anfühlt: Einfach mal den Finger durch die Scheide Richtung Kreuzbein schieben und dann drücken, das erinnert schon sehr daran, als würde man zur Toilette müssen.)

In Wahrheit ist es natürlich der Kontrollverlust, vor dem die meisten Angst haben. Und das ist ja auch okay, eine Geburt ist für die meisten einfach eine große Unbekannte. Daher zähle ich den Frauen in der Anfangsphase immer auf, wie der Ablauf ist, was wann im Körper passiert und was theoretisch alles vorkommen kann: dass sie sich übergeben oder dass es sich im letzten Drittel anfühlt, als hätten sie die schlimmste Verstopfung ihres Lebens. Und dass alles GANZ NORMAL ist. Fast täglich sage ich diesen Satz: »Wenn Sie sich fühlen, als müssten Sie *groß*, ist das für uns ein gutes Zeichen. Dann ist das Köpfchen schon tief im Becken, und es dauert nicht mehr lang.«

Aber Scham ist ein mächtiges Gefühl. Ich erlebe oft, dass die Frauen sich nicht trauen, ihrem Instinkt zu folgen, dem Druck nachzugeben und zu schieben, wenn das Kind tief im Becken ist. Ich spreche sie dann entweder diskret darauf an (»Haben Sie etwa Sorge, dass …?«) oder schicke ihren Partner unter einem Vorwand mal kurz nach draußen.

Apropos entspannen: Diese Angst und Scham, die trifft vor allem auf Erseltern zu. Neulich war eine Mutter da, die hatte schon drei Kinder bei uns geboren. Die Frau musste sich bei allen Geburten übergeben, zum einen als Folge des Wehenhormons Prostaglandin, zum anderen weil das Baby sich mit den Füßen von der Gebärmutterwand abstößt, gegen den Magen drückt und sich auf den Weg macht. Auch bei Baby Nummer 4 war es so. Routiniert hielt der Vater seiner Frau die Brechschale hin und streichelte ihren Kopf, während sie das 30-Euro-Steak erbrach, das sie sich kurz zuvor noch gegönnt hatte.

»Sie Arme«, sagte die Frau schließlich zu mir, als sie sich wieder beruhigt hatte, »jedes Mal ist das bei mir so eine Sauerei.«

»Da machen Sie sich mal keinen Kopf«, antwortete ich ihr, »ich gehe heute noch schick essen – so was verdirbt mir nicht den Appetit.«

Neben mir in der Kabine rauschte nun die Spülung, den Moment nutzte ich, um endlich auch zu pinkeln. Als ich beim Waschbecken schließlich meine Kollegin W. traf, meinte sie: »Was ist das da auf deiner Wange?« Ich nahm ein Papierhandtuch und wischte mir die Käseschmiere von der Geburt aus der 2 weg.

ARTHUR LEBT

Über eine extreme Frühgeburt

»Zwei Jahre – zwei-Wort-Sätze« ist so eine Faustregel beim Sprachfortschritt von Kleinkindern. Mama schläft. Oskar Hunger. Der junge Mann, der gerade an Papas Hand im Krankenhausflur auf mich zuwackelte, war definitiv noch keine zwei – aber schon eine Labertasche vor dem Herrn: »Wer bist'n du? Ich bin der Arthur. Meine Mama liegt hier im Krankenhaus, ich bekomme eine Schwester.« Arthur plapperte und plapperte. Erzählte, welche Spielsachen er gedachte, mit der Schwester zu teilen (die Ritterburg), welche eher nicht (Hase »Molly«), was sein Freund aus der Kita zu allem sagt und was er dem Baby zu Weihnachten schenken wolle (Knete).

Der Vater und ich sahen uns verzaubert an, nichts ist so amüsant wie eine Live-Übertragung aus dem Maschinenraum eines Kleinkindgehirns. »Kennen Sie uns nicht mehr, Maja?«, fragte mich der Vater unvermittelt. »Arthur lag da drüben«, er zeigte den Flur hinunter. »Im Brutkasten. Wir waren fast drei Monate hier.« Ratterratter. Das Rekordfrühchen! Mit einem Mal fühlte sich das Ohrabkauen durch den Jungen an wie die schönste Streicheleinheit, die ich seit Langem bekommen habe. »Ach, du bist das, Arthur!« Meine Augen füllten sich mit Tränen. »Ich kenne dich noch, da warst du so klein.« Meine Hände formten die Größe einer Amsel.

Es war eine der dramatischsten Frühgeburten gewesen, die unser Krankenhaus bis heute verzeichnet hat. 410 Gramm hatte Arthur gewogen und damit unter der magischen 500-Gramm-Grenze gelegen: Er war ganze 16 Wochen zu früh oder anders gesagt: Er war 24 + 2. 24 Wochen und 2 Tage. Weil besonders bei Frühchen jeder einzelne Tag im Bauch der Mutter zählt, werden die Tage zur Schwangerschaftswoche mit angegeben.

Arthurs Lunge war noch nicht ausgereift gewesen, er hatte kein Essen verdauen können und wegen einer Darminfektion operiert werden müssen. Sein Leben war am seidenen Faden gehangen – beziehungsweise an durchsichtigen Schläuchen: einem fürs EKG, einem für die Atmung, einer Magensonde, einem Zugang für Medikamente. So viel Gerät, so wenig Mensch.

Als Perinatalzentrum sind wir für extreme Frühchen wie ihn bestens ausgestattet, unsere zehn Brutkästen sind fast immer belegt. Die Intensivschwestern legen rote Decken darüber, damit die Babys, deren Augen noch geschlossen sind, sich noch im Bauch wähnen. In einem Raum voller Sorgenkinder war der winzige Arthur das größte. Wie ein Vögelchen, das aus dem Nest gefallen war, sah er aus. Die Haut: rot und dünn wie Pergament. Der zarte Brustkorb bebte hektisch.

Was für gemischte Gefühle so ein Brutkasten doch auslöst, denke ich immer auf der Frühchenstation: Einerseits ist er Sinnbild für die Macht der Medizin, er ist Versorgungs- und Rettungsstation. Andererseits führt einem nichts die Zerbrechlichkeit des Lebens mehr vor Augen als diese Kapsel, die die Eltern – oft für Monate – zum Außenvorsein verdammt.

»Wir konnten ihn so lange nicht anfassen«, sagte Arthurs Vater nun und holte mich aus meinen Gedanken. »Wir haben so viel mit ihm geredet, einen ganzen Bücherschrank haben wir ihm vorgelesen. Vielleicht spricht er deswegen so gut.«

»Das ist … so toll«, ich rang noch immer um Fassung. »Arthur, Mensch …«

Dann erzählte mir der Vater noch mal von diesem heiligen Moment, wie er es nannte, als er zusammen mit seiner Frau nach Wochen zum ersten Mal das tun durfte, was für frischgebackene Eltern eigentlich normal ist: das eigene Kind anfassen und auf den Arm nehmen. Dabei wird das Frühchen in einen speziellen Bonding-Gurt gelegt, *Känguruhen* nennen wir das.

Anfangs wurde Arthurs Alter nach unten korrigiert. Die Monate, in denen ein Baby noch gar nicht auf der Welt sein sollte, werden bei Frühchen abgezogen und der Entwicklung angepasst. Heute, nicht einmal zwei Jahre später, war Arthurs korrigiertes und tatsächliches Alter in vielen Bereichen deckungsgleich.

Es wurde damals lange intern diskutiert, ob man Arthurs Überleben bekanntmachen sollte. Die Leute lieben Rekordgeschichten wie diese, und unsere Presseabteilung auch. Ist ja auch gut fürs Renommee einer Klinik. Aber es schürt auch falsche Hoffnungen. Dass ein so extremes Frühchen keinerlei Schäden davonträgt, ist leider nicht der Normalfall. Auch die Vorstellung, man könne das Minimalgewicht immer weiter nach unten drücken, ist falsch. Mein Chef hatte sich schließlich gegen eine Pressemitteilung ausgesprochen.

Bewegt vom Wiedersehen mit Arthur ging ich wenige Tage später zum Frühchenfest unserer Klinik. Ich hatte mir das schon länger vorgenommen, aber mein Dienstplan hatte es nie zugelassen. Es findet jedes Jahr im Sommer im Park des Krankenhauses statt. Ehemalige Frühchen sind mit ihren Eltern eingeladen, es wird gegrillt, Spiele werden gespielt. Jedes Kind bekommt ein T-Shirt, auf dem die Schwangerschaftswoche und das Geburtsgewicht stehen. Die Trophäen ihres Überlebens.

Es gibt Studien, die zeigen, dass sich Eltern von Frühchen häufiger trennen; wie eine Totgeburt sind auch sie eine massive Belastungsprobe für eine Beziehung. Wer als Paar auf diesem Fest erscheint, dachte ich mit Blick auf die Gäste, der feiert auch sich selbst.

Am Grill traf ich einen 12-Jährigen, der größer war als ich. Ungläubig starrte ich auf sein Shirt: SSW 26 / 600 Gramm. Aber ich sah auch Kinder, die vier Wochen länger im Bauch und bei der Geburt doppelt so schwer gewesen waren. Die eine starke Brille hatten und sichtbare Behinderungen davongetragen haben. Bestimmt war es nicht leicht für die Eltern, sie neben Kindern wie Arthur auf dem Fest zu sehen. Mein Chef hatte richtig entschieden.

DAMM RIGHT!

Über Geburtsverletzungen

Neulich saß ich abends auf dem Sofa und widmete mich bei Netflix einer spannenden Fortbildungsreihe zur Geschichte meines Fachs, genauer gesagt »Call the midwife«, meiner Lieblingsserie. Da pingte mein Handy.

Meine hochschwangere Freundin Steffi schrieb, sie war nah am errechneten Termin und schon ziemlich aufgeregt. Sie habe Panik, dass unter der Geburt »was reißt«. Sie trinke dauernd diesen Himbeerblättertee, den einem alle empfehlen (»Schmeckt voll gut, haha, nicht!« Kotz-Smiley). Was sie noch tun könne? Was ich zum Beispiel von diesem Gerät halte, mit dem man den Damm dehnen könne. Davon sei in den Mami-Foren im Internet viel die Rede ...

Mami-Foren – ein Wort wie geschaffen für das Augenroll-Emoji. »Du kannst doch gleich mich fragen, anstatt dich von Zauberfee31 beunruhigen zu lassen«, tippte ich.

Sie schrieb: »Mach ich doch gerade! Und es gibt ja noch all die anderen Seiten im Netz, die sich an Schwangere richten ... da steht das auch.«

Ich dachte kurz: Ja, das sind auf Internetsuchanfragen hin geschriebene Seiten, deren Hauptzweck darin besteht, durch ellenlange, mit Google-Begriffen vollgestopfte Artikel User möglichst lange auf der Seite zu halten, um ihnen schön viel Pampers-Werbung auszuspielen.

Aber ich wollte Steffi nicht belehren und verstand sie ja auch. Google verspricht Unsicherheitsbeseitigung in Zeiten größter Unsicherheit: Gerade beim ersten Kind sind viele Frauen im »Hilfe, was passiert da gerade«-Daueralarm. Jedes Fiepen, jedes Zwicken im Bauch kommt einem verdächtig vor. Und darf man jetzt Mozzarella essen oder nicht? Es sind ja nicht alle dieser Seiten inhaltlich schlecht oder komplett falsch, aber oft eben ungenau. Die Foren wiederum, da lege ich mich definitiv fest, sind Echokammern voller Besserwisserei und Paranoia.

Ich rief Steffi an, das ging einfacher. »Lass dich von diesen Foren nicht so verunsichern, darum kümmere ich mich als Hebamme ja auch«, sagte ich und erzählte ihr erst mal, dass der »Dammschutz« zu den Hauptaufgaben einer Hebamme gehöre, »kein Witz, das steht so im Lehrbuch meiner Uroma.«

»Klingt ein bisschen nach Technischem Hilfswerk«, sagte Steffi und lachte.

Der Damm ist der Verbindungssteg zwischen Vulva und After, bestehend aus Haut, Muskeln, Unterfett- und Bindegewebe. Diese Gewebebrücke wird massiv gedehnt, wenn das Köpfchen und die Schultern des Babys aus der Scheide kommen. Es ist eine Urangst der Frauen, an dieser vielleicht intimsten Körperstelle verletzt zu werden und genäht werden zu müssen. Oft ist es nur eine kleine, kaum spürbare Schürfung an diesem Damm, an der Schamlippe oder in der Scheide (vergleichbar mit dem Einreißen des Hymens beim ersten Mal). Es kann aber auch zu schweren Verletzungen

kommen, bei denen unter Umständen auch der Schließ-
muskel des Afters betroffen ist – im Fachjargon Dammriss 3. Grades genannt – und das Gewebe weit in den
Scheidenmuskel reißt. In der Theorie kann alles, was
dort liegt, auch verletzt werden.

»Ohgottohgottohgott, das darf ich mir gar nicht vorstellen«, japste Steffi am anderen Ende der Leitung. Tief
durchatmen.

»Ein Dammriss 3 kommt nicht häufig vor. Bei uns
im Krankenhaus vielleicht bei einer von hundert vagi-
nalen Geburten. Noch größere Verletzungen sind noch
viel seltener«, sagte ich. Alles werde unter lokaler Betäubung genäht und heilt in der Regel schnell. »Geh nicht
vom Schlimmsten aus.«

Einmal mehr fiel mir auf, wie tabuisiert diese Körper-
region doch ist. Vor der Geburt ist die häufige Frage,
die ich von Frauen höre: »Kommt Stuhlgang mit raus?«,
danach lautet sie: »Ist was gerissen? Und wie weit?«
Selbst Freundinnen reden untereinander kaum über
Geburtsverletzungen. Über Inkontinenz schon gar nicht.
Dabei kann sie in den ersten Tagen und Wochen nach
der Geburt durchaus vorkommen. Nicht schlimm, es
gibt sich ja meist wieder, vor allem mit viel Beckenbodentraining.

Es gilt als Qualitätsmerkmal einer Geburt, wenn es
kaum oder gar keine Geburtsverletzung gibt. Vor allem
früher wurden Hebammen regelrecht daran gemessen,
ob die Mütter schnell wieder einsatzfähig waren, zum
Beispiel bei der Arbeit auf dem Hof oder der Betreuung ihrer anderen Kinder. Was mich befremdet, ist das

Eigenlob mancher Kolleginnen, die sich regelrecht damit brüsten, dass bei »ihren« Frauen ja nie genäht werden müsse. Ich finde das etwas vermessen: Eine Nichtverletzung lässt sich nicht bloß auf das eigene Können zurückführen.

Steffi wollte wissen, was Risse wahrscheinlicher mache oder was man zur Prävention tun könnte. »Wie lange hast du Zeit?«, sagte ich lachend. »Ich versuch es mal grob zusammenzufassen, ohne dir eine Medizinvorlesung zu halten.« Ob Verletzungen entstehen, hängt zum einen davon ab, das wievielte Kind der Frau es ist, das über die Scheide geboren wird (»Beim ersten kommt es eher zum Dammriss als beim fünften«, erklärte ich). Zum anderen das Gewicht des Kindes (»ist selbsterklärend, oder?«), dann seine Haltung (»beugt es sein Köpfchen und nutzt den dadurch kleinsten Umfang des Schädels zum Durchkommen, oder streckt es sich und dreht sich in eine ungünstige Lage, die mehr Platz braucht«) und außerdem noch, wie das Gewebe beschaffen ist. Der Damm ist ja nicht bei jeder Frau gleich hoch oder dehnbar (»Ein ganz kurzer Damm bietet mehr Platz, aber hat auch wenig Puffer, wenn er sich übermäßig dehnt; ein sehr hoher Damm kann sich zwar um ein Vielfaches dehnen, geht aber nicht so gut ›aus dem Weg‹, wenn das Baby vorbeimuss«). Die Dehnbarkeit wiederum ist abhängig von Bindegewebe und Muskulatur. Schlechtes Bindegewebe reißt eher, aber ein extrem durchtrainierter Beckenboden kann manchmal so straff sein, dass es für das Baby richtig schwer ist, vorbeizurutschen. »Kommen olympische Reiterinnen zur Geburt, werden selbst wir Hebammen nervös«, sagte ich.

»Deswegen trinke ich ja fleißig diesen Himbeerblättertee, damit sich das Gewebe lockert«, wandte Steffi nun ein.

»Ja, aber vergiss nicht: Es handelt sich um eine Arznei, ohne Indikation sollte man die eigentlich nicht nehmen.« Ich erzählte ihr, dass viele Frauen das Zeug kannenweise in sich reinschütten würden. »Bei straffem Bindegewebe kann er nützen, aber bei schwachem sogar schädlich sein: Ich habe schon Dammgewebe erlebt, das war bröslig wie Keksteig – nur wegen zu viel von diesem Tee.«

»Okay, ab jetzt trink ich weniger, verstanden – aber was kann ich denn tun?«

»Das Problem ist«, holte ich aus, »euch Schwangeren wird suggeriert, ihr könntet, ja solltet etwas tun.« Ich zählte Steffi all die Dinge auf, die sie natürlich längst kannte, Heublumen-Dampfbäder, Dammmassagen mit Ölen, die man selber oder der Partner im letzten Monat vor der Geburt durchführt (Steffi: »Chris zeigt mir 'nen Vogel!«). Und seit einer Weile gibt es eben auch mechanische Gerätschaften wie das von Steffi erwähnte Epi-No zum Beispiel. Epi steht für Episiotomie, dem Fachausdruck für Dammschnitt, und No für Nein. Das Tool sieht aus wie ein Sextoy. Man führt es in den Scheideneingang ein und pumpt es dann wie einen Ballon auf – jeden Tag ein bisschen mehr, um das Gewebe nach und nach zu dehnen. In manchen Ländern ist das Gerät gerade total en vogue, in der Schweiz etwa, wie ich von einer Kollegin gehört habe. Mein Eindruck ist: Da wird aus einer Urangst ein Geschäft gemacht.

Bei all der Technik vergessen aber viele die einfachsten Möglichkeiten, Verletzungen vorzubeugen. Die richtige Geburtsposition zum Beispiel: Auf dem Rücken liegend, mit angewinkelten Beinen, wie man es oft in Filmen sieht, ist die Belastung für den Damm sehr hoch. Im Vierfüßlerstand oder in der Seitenlage dagegen ist der Beckenboden kaum unter Spannung, und Risse treten seltener auf.

»Genauso wichtig ist es, nicht forciert zu pressen, sondern die Wehen- und Schwerkraft zu nutzen und so das Köpfchen langsam rausrutschen zu lassen«, erklärte ich Steffi. Oft sei es sinnvoll, in der Schlussphase der Geburt eine kurze Pause zu machen, Wehen lieber noch mal zu veratmen, selbst dann, wenn das Köpfchen fast schon draußen ist. Für die Begleitpersonen der Frauen ist dies der abgefahrenste Anblick während der gesamten Geburt: Beim sogenannten »Crowning« spannt der Kopf mit seiner dicksten Stelle die Vulva auf und wird in diesem Moment von ihr wie von einer Krone umschlossen. Ob Johnny Cash wohl wusste, dass er Einzug in die Geburtshilfe erhalten hat? Man spricht hier nämlich vom »Ring of Fire«, wie sein berühmtes Lied, weil die Frauen beim Crowning ein höllisches Brennen verspüren. Das ist auch der Zeitpunkt, wo der Satz »Ich glaube, mich zerreißt es« fällt. Aber genau das tut es eben oft nicht, wenn man jetzt kurz pausiert, damit sich das Gewebe langsam dehnen kann.

Viele Hebammen haben dazu noch ihre Tricks und Moves, auf die sie schwören. Manche stützen das Köpfchen, wenn es rauskommt, und sind sicher, das nehme den Druck, andere halten die Hand auf den Damm, um das Gewebe zu stabilisieren, oder setzen Massagen und Öle ein. Wieder andere bevorzugen die Hands-off-Methode, bei der sie die Frau intuitiv entscheiden lassen, ob und wann sie presst.

Ich hab auch eine Lieblingsmethode: warme Kompressen auf Vulva und Damm, die die Durchblutung im Gewebe anregen. Manchmal tränke ich die Kompressen auch mit starkem schwarzem Kaffee, der die Wirkung verstärken soll. Das Baby riecht dann nach der Geburt wie ein feinster Espresso.

»Werden eigentlich noch viele Dammschnitte gemacht?«, fragt Steffi nun. Der gezielte Schnitt, um ein tiefes Einreißen zu verhindern, war üblich zu einer Zeit, wo das Paradigma der »programmierten Geburt« vorherrschte.

»Ohne Indikation wird er heute kaum noch durchgeführt«, sagte ich.

Das Argument früher war: Lieber seitlich sauber schneiden und dem Kind raushelfen, als unkontrolliertes Einreißen Richtung Anus zu riskieren. Aber darin steckt ein Logikfehler: Dadurch schwächt man ja die Gewebebrücke noch mehr. Außerdem heilen Schnitte langsamer und schlechter als Risse, es bleiben also Sollbruchstellen für künftige Geburten. Und was, wenn man eine Verletzung provoziert hat, die womöglich gar nicht entstanden wäre? In altmodischen Geburtseinrichtungen wird der obligatorische Dammschnitt oft noch praktiziert.

Außerdem ist er noch Teil der praktischen Ausbildung. Ich musste sogar selber einen durchführen. Eine lehrreiche Erfahrung. Kurz vor Ende einer Geburt hatten sich die Herztöne des Kindes verschlechtert. Der anwesende Arzt fragte mich, ob ich Dammschnitte schon könne. Die Hebamme, die dabei war und mich anleitete, nickte einfach. Na servus. Mein Herz schlug bis zum Hals, aber ich dachte die ganze Zeit an das, was meine Lehrerin an der Hebammenschule uns eingebläut hatte: »Wenn es jemals dazu kommt, seid entschlossen! Auf dem Höhepunkt der Wehe, wenn der Spannungsschmerz am größten ist, setzt ihr den Schnitt. Dann spüren die Frauen ihn am wenigsten.«

»Aber mach das mal«, sagte ich zu Steffi, die mir am anderen Ende der Leitung gespannt zuhörte, »in kerngesundes Gewebe schneiden!« Mich schüttelt es heute noch, wenn ich daran denke, wie ich, zack, die Schere mit voller Kraft zudrückte: ein, zwei Zentimeter tief. Die Hebamme, die dabei war, sagte im Nachhinein, mein Gesichtsausdruck hätte ausgesehen, als hätte ich gerade eine Bombe entschärfen müssen. Ein durchaus passender Vergleich. Auf eine morbide Art war es auch faszinierend, aber das verstehen vielleicht nur Menschen mit einem Hang zur Medizin. Heute bin ich jedenfalls froh, auch andere Wege zu kennen. »Mein aktueller Chef ist ein totaler Dammschnittgegner.«

Nun war Steffis Fragestunde vorbei. Wir plauderten noch ein wenig, ich fragte sie, ob sie sich schon auf einen Namen festgelegt hatten. Steffi verneinte, wahrscheinlich schwindelte sie. War ok. Eine Woche lang hörte ich nichts von ihr und wurde schon neugierig. Dann kam eine WhatsApp. »Unsere kleine Mia ist da! Geburtsverletzung habe ich keine. Abgesehen von einer schicken Kaiserschnittnarbe. Der war dann doch am Ende notwendig.«

Ich grinste. Jetzt werden wir nie erfahren, ob der Himbeerblättertee geholfen hätte. Aber gut, dass wir drüber geredet haben.

»ER SOLL INTERNATIONAL KLINGEN«

Über die Wahl des Vornamens

Die junge Mutter stand kurz vor der Entlassung. Ihr Zimmer war seit der Geburt zu einer Auffangstation für riesige Plüsch-Minions, Stoffhasen und quietschende Giraffen mutiert. U1 und U2 waren erfolgt, dem Kind fehlte nichts außer Haare – und: ein Name. Als ich mal wieder nach der Frau sah, mit meinem Klemmbrett für die Geburtsanzeige unterm Arm, saß sie mit dem Vater auf ihrem Bett, im Arm das Baby. »Wir wissen es immer noch nicht«, sagte sie zerknirscht. »Gestern dachte ich Leon, aber irgendwie … schauen Sie doch mal.« Sie streckte mir ihren drei Tage alten Sohn hin. »Das passt doch nicht. Geben Sie uns noch ein bisschen Zeit?«

Ich erklärte ihr, dass sie von Gesetzes wegen einen ganzen Monat Zeit habe, einen Namen zu wählen. Nur die Geburtsanzeige müsse ich jetzt langsam mal an das Standesamt übermitteln, dies müsse innerhalb von sieben Tagen geschehen. »Dann sagen Sie meiner Kollegin, die zu Ihnen nach Hause kommt, den Namen eben, und wir reichen ihn für Sie nach.«

»Oder doch Finn?« Die Frau studierte ihr Kind. Ich lächelte. »Mein Mann und ich hätten gerne was Englisches. Der Name soll international klingen, gell, Schatz? Aber Finn klingt so… so einsilbig.« Sie sah mich an. »Was meinen Sie denn?«

Schlagartig hatte sich Glatteis im Stofftierzoo ausgebreitet. Die Namensabsichten von Eltern zu kommentieren war extrem heikel.

Als Berufsanfängerin hatte ich manchmal noch geantwortet, wenn ich nach meiner Meinung gefragt worden war, aber mit Sätzen wie »Gwendolin, das klingt ja wie im Märchen« oder »Ach, einen Oskar hatten wir erst gestern« kann man nur in Fettnäpfchen treten. Irgendwann bin ich zur Schweiz mutiert: Ich halte mich raus. Und lächle wie ein Zen-Meister.

Dabei habe ich einen super Trick: Wenn ich die Eltern nach der Geburt besuche und nach dem Namen frage, schiebe ich immer hinterher: »Am besten, Sie buchstabieren ihn.« Dann senke ich den Kopf, konzentriere mich schreibbereit auf mein Klemmbrett – so muss ich den Leuten nicht in ihr hoffnungsvolles »Stimmt's, das ist ein toller Name«-Gesicht schauen. Wenn ich wirklich nicht an mich halten kann, sage ich: »Ach toll, Titus Tiberius Trajan! Das hatten wir hier auch noch nicht!« Das klingt freudig und distanziert zugleich.

Neulich habe ich mich gefreut, als das Kind, das jahrelang meinen absoluten Lieblingsnamen trug – Melia Calippo Prada Gonzales –, ein Geschwisterchen bekommen hat: einen Bruder namens Jeffrey Florentino Don Juan. Die Ochsenknecht'sche Reihung ist der Ausweg für alle Spätentschlossenen, nach dem Motto: einmal alles bitte. Mögen wir Hebammen früher noch zaghaft eingewendet haben, »Don Juan« könne beim Standesamt schwierig werden, schreiben wir nun einfach immer alles beflissen auf. Die Welt ist global geworden, und

damit auch die Auswahl an Vornamen und deren Kom-
binationsmöglichkeiten.

Hoffentlich geht es den Kindern später nicht wie jenem
Frühchen, das wochenlang bei uns auf der Kinderintensivstation lag. Der kleine Junge hatte drei traditionelle
polnische Vornamen, die einiges an Übung brauchten, um
korrekt ausgesprochen zu werden: Miecysław Tyberiusz
Radomir. Irgendwann bekam ich mit, dass die Stations-
schwestern untereinander nur noch vom MTR sprachen.
Es war für sie einfach schneller.

Über Paare erfährt man bei der Namensgebung natürlich auch viel: Aus manchen Müttern platzt es, wenn ich
sie frage, heraus, und sie sagen »Benjamin!«, und wenn
der Partner erst mal überrascht wirkt, ist klar: Es war
noch ein anderer Name im Rennen. Oft frage ich auch
vor oder während der Geburt nach dem Namen des
Kindes, um ein wenig Smalltalk zu betreiben. Wenn ich
dann spüre, das Paar ist sich noch uneins, raune ich der
Frau gerne heimlich zu: »Warten Sie bis nach der Geburt.
Nach der Anstrengung haben Sie erfahrungsgemäß
einen kleinen Bonus.« Es ist meine Form der Frauenso-
lidarität!

Wenn ich den Namen des Kindes aufnehme, setzen
die Eltern gerne zu einer Herleitungsgeschichte an – wie
bei einem Tattoo (»also die Sonne steht für meinen Opti-
mismus, und der Delfin symbolisiert meinen Freiheits-
drang«). Vor Kurzem hatten wir einen Ronaldo Romeo
Joaquin, und die Mutter erklärte mir ausgiebig: »Na ja,
Ronaldo, weil mein Mann den Fußballer so mag, Romeo
wegen *Romeo und Julia,* und Joaquin, weil ich einen

Onkel habe, der Joachim heißt und nach Spanien ausgewandert ist.«

Dann denk ich mir nur: »Super Geschichte, aber soll
die euer Kind dann auch immer erzählen, wenn der Lehrer fragt?«

Neben der großen Individualitätsabsicht mit anei-
nandergereihten Wow-Namen gibt es natürlich auch
die Elternfraktion, die ihren Kindern mit dem Namen
die besten Chancen eröffnen will, später mal an der
Upperclass anzudocken oder an einem Eliteinternat aufgenommen zu werden: Friedrich-Hubertus und seine
Schwester Grazia-Victoria. Die Hebamme als königlich-
kaiserliche Kinderlieferantin.

In dem Großstadtkrankenhaus, in dem ich arbeite,
hat die internationale Wow-Namen-Fraktion gegenüber
den ambitionierten Aristokraten leicht die Oberhand,
aber ich weiß aus Kreisen gut informierter Kolleginnen:
Anderswo ist es genau umgekehrt. Was derzeit ver-
blasst, sind die Namen meiner Generation – kaum mehr
Thomasse, Sabines, Christophs oder Michaels. Dafür
häufen sich die Vornamen einer anderen Epoche wieder, und auf dem Spielplatz drehen sich bestimmt mindestens zwei Kinder um, wenn es für Anton, Greta oder
Emil Zeit wird, nach Hause zu gehen. Wir Hebammen
fragen uns immer, wann die Generation Ursula, Karl-
Heinz und Gerhard wieder dran ist. Ob ich dann noch
Dienst habe? Das wird lustig.

Ich hatte das Paar mit den vielen Plüschtieren schon
fast vergessen, als mich fast vier Wochen später meine
Kollegin ansprach: »Stell dir vor«, erzählte sie, »an Tag 29

nach der Geburt hätten sie sich endlich durchgerungen und aufgeregt die diensthabende Hebamme angerufen: Es ist ein Kevin.«

BAUCHGEFÜHL

Über meine Berufswahl

Als mir neulich bei einem Hausbesuch im Westen der Stadt zum ersten Mal der Vater des kleinen Ben aufmachte und nicht wie sonst seine Mutter, traf mich der Schlag, ich wuchs versteinert an der Fußmatte fest.

»Äh, hallo, Maja Böhler, ich bin die Hebamme«, stammelte ich.

»Michael W., freut mich.« Wir schüttelten uns die Hand, und ich war froh, mich kurz festhalten zu können, denn auf meine Knie war gerade kein Verlass. Ich kannte ihn! Nur woher? Der Mann einer ehemaligen Patientin? Jemand, den ich mal im Dunkeln geküsst habe? Ein alt gewordener Kinderstar aus einer Fernsehserie? Ich kam nicht drauf. Sein Name kam mir bekannt vor, aber warum? Als Herr W. ins Bad ging, um Windeln zu holen, linste ich in den Mutterpass. Da stand noch eine alte Adresse – die Familie hatte bis vor Kurzem in meiner Heimatstadt gelebt.

»Sie sind noch nicht lange in der Stadt, oder?«, rief ich investigativ den Flur entlang.

»Nein, wir sind erst kürzlich hergezogen.«

»Berufliche Gründe?«

»Ja, ich habe hier einen Ruf als ...«

Das war's! Ich kannte ihn aus meinem ersten Leben! Er war mein Dozent gewesen, als ich noch Jura studierte. Daher das seltsame Ziehen in meiner Brust.

Wenn ich mich heute, fünfzehn Jahre später, frage, warum ich überhaupt mit dem Fach angefangen habe, sind die Gründe genauso schwer auseinanderzufieseln wie das Kopfhörer-Haargummi-Knäuel am Boden meiner Handtasche.

Da war meine ältere Schwester, die Medizin studierte, mein eigentliches Traumfach – doch ich war nach dem Abi der irrigen Meinung, etwas anderes wählen zu müssen, um nicht in ihrem Schatten zu stehen. Da war ein anerzogenes Sicherheitsdenken und meine Vernunft, die mir sagten, mit einem guten Abi *nicht* zu studieren, sei bescheuert. Da war der Mensch in der Berufsberatung, der mir versicherte, mit Jura könne ich »später alles machen«. Und da war – ich geb's zu – auch eine sexy Vorstellung von mir im Businesskostüm.

Nach dem Studium schmolz das »Alles«, was ich angeblich mit Jura machen konnte, bedenklich zusammen. Denn jedes Praktikum verdeutlichte mir vor allem, was ich *nicht* machen wollte. Ich entwickelte sogar körperliche Aversionen: Bei einem Aushilfsjob in einer Anwaltskanzlei ging es so weit, dass ich im Moment, als ich abends heimkam, den Hosenanzug ausziehen und duschen musste, ganz so, als hätte ich tagsüber nicht Akten studiert, sondern am Fließband Müll sortiert.

Kurz nach dem schriftlichen Examen waren meine Zweifel so groß, dass ich mich einer Kommilitonin anvertraute, Franzi hieß sie. Wir hatten sehr gute Noten, der Professor (nicht Herr W., ein anderer) hatte uns sogar gefragt, ob wir nicht promovieren wollten. Als ich ihr erzählte, dass ich überlegte, nach der mündlichen Prüfung Jura aufzugeben und eine Ausbildung anzufangen, sagte sie den Satz, den ich bis heute nicht vergessen habe: »Maja, mach das nicht. Du wirfst dich weg.«

Vielleicht war das der Moment, in dem ich es erst richtig wollte. Ein paar Tage später sagte ich dem Professor ab, und auf seine Frage, was ich anstelle der Dissertation zu tun gedenke, verkündete ich stolz und siegesgewiss: »Ich werde Hebamme.«

Schon immer hatte ich diese wunderliche Faszination für Schwangere. Meine Mama hat mir früher immer erzählt, wie sie mich als Kleinkind ermahnen musste, schwangere Frauen nicht so unverhohlen anzustarren. Es sei nicht der staunende Blick gewesen, den Kinder nun mal so haben, erzählte sie mir. Sondern der von Verliebten. Mir fiel auch meine Kindergärtnerin, Frau Sommer, wieder ein, die sich hochschwanger einmal über uns Kinder gebeugt hat. Ich kann mich an diesen Moment bis heute erinnern: Erst duckte ich mich unter ihr weg, und dann berührte ich mit der Nasenspitze den prallen, riesigen Bauch über mir und war: von Sinnen. Das ist eine der frühesten Erinnerungen, die ich überhaupt im Leben habe.

Nach der Absage beim Prof und dem kollektiven Kopfschütteln am Lehrstuhl (inklusive von Herrn W.) ging alles ganz schnell: Ich rief die Beleghebamme bei uns in der Kleinstadt an und fragte, ob ich ein Praktikum bei ihr machen konnte. Vom ersten Tag, an dem ich mit ihr unterwegs war, wusste ich: das und nichts anderes.

Sie war eine wunderbare Lehrerin. Obwohl es nicht ihre Aufgabe war und ich als Praktikantin eigentlich nur Handlangertätigkeiten machen konnte, brachte sie mir in der kurzen Zeit so vieles bei: wie man durch Abtasten herausfindet, wie das Baby im Bauch liegt. Wie man mit den Frauen spricht. Wie man ihre Schmerzlaute zu unterscheiden lernt. »Ist sie nicht unglaublich, diese Schönheit und archaische Kraft von Schwangeren?«, sagte sie einmal zu mir. Endlich fasste jemand in Worte, was ich mein ganzes Leben schon empfand.

Als ich wenige Tage später mit ihr meine erste Geburt sah, war ich so geflasht, dass ich eine ganze Nacht nicht schlafen konnte, ich schwamm in Adrenalin. Dabei war es, wie ich heute weiß, keine »schöne« Geburt. Viel Blut, Saugglocke, Riesenschreierei. Aber echtes Leben. Unfassbar viel davon.

Als Hebamme betreut man nicht nur die Stunden der eigentlichen Geburt, sondern man darf den ganzen Weg dabei sein, auf dem ein Paar zur Familie wächst. Er beginnt schon in der Frühschwangerschaft, reicht über neun Monate bis zur Geburt – und oft noch mal so lange darüber hinaus. Wie nah man den Familien in dieser Zeit kommt, wie viele Meilensteine man allein nach der Geburt mit ihnen abschreitet: vom ersten zaghaften Wickeln über die ersten Horrornächte bis zum ersten Lächeln, das für diese entschädigt; von den prall anschwellenden Brüsten, die gefühlt nur noch Milchbar sind, bis zu verdrucksten Fragen zum ersten postpartalen Sex, vom allerersten Spaziergang mit Kinderwagen bis zum Abschied in die Elternzeit nach Australien. Da kann einem beim letzten Besuch schon mal schwer ums Herz werden.

Natürlich ist der Beruf nicht jeden Tag so emotional aufgeladen, er erfordert auch unglaublich viel Papierkram und PC-Arbeit. Wenn einem dann noch der Rücken vom Bettenschieben schmerzt oder man chronisch müde ist vom Schichtdienst, dann schwelen natürlich auch Zweifel und Sorgen, wie das in zunehmendem Alter bei dieser Belastung wohl wird.

Ich denke dann auch immer an meine ehrgeizigen Kommilitonen, an die Gehälter, die sie heute kassieren, und ja, auch an Franzis Vorwurf. Ich bin eben meinem Herzen gefolgt, dafür arbeite ich heute mit Herzblut. Ich habe vielleicht eine Karriere weggeworfen, dafür habe ich mich gefunden.

»Alles ok bei Ihnen?«, fragte Herr W. und holte mich aus meinen Gedanken.

»Ja ja, ich habe nur an früher gedacht.«

»Das müssen aber schöne Gedanken gewesen sein«, sagte Herr W.

Ich grinste. »Na ja, Sie kommen auch darin vor.«

Jetzt erschrak Herr W., wuchs am Fußboden fest – und ich genoss den Moment, bis ich ihm alles erzählte.

»ER WIRD NICHT SCHREIEN, ODER?«

Über eine Totgeburt

Begonnen hatte der Nachtdienst sehr ruhig. In den Behandlungsräumen herrschte jene konzentrierte Stille, die ich zum Arbeiten so schätze. Es war gegen 22 Uhr, als Frau W. anrief. 38. Schwangerschaftswoche. Sie habe ein komisches Gefühl, das Kind strample nicht mehr. Es sei bestimmt falscher Alarm, sagte sie beschwichtigend, aber ob sie nicht trotzdem kurz vorbeischauen könne.

Wenig später sah ich Frau W. mit ihrem Mann den Gang entlanglaufen. Ein schönes Paar, Anfang dreißig vielleicht, sie trug ein gelbes Sommerkleid und rote Ballerinas. Mir fiel gleich auf, wie innig die beiden miteinander waren. In ihrer Hochzeitsnacht hätten sie das Kind gezeugt, einen Jungen, sollten sie mir später erzählen. Sie wollten ihn Felix nennen.

Ich legte die Frau an das CTG und hielt die Ultraschallsonde auf ihren Bauch.

Und dann diese Stille.

Da war kein Rauschen, kein Schluckauf des Babys, kein Herzschlag. Ich hörte nur meinen eigenen Atem. Auf dem Monitor sollten Zahlen erscheinen, aber der Bildschirm blieb schwarz.

Da war kein Leben mehr. Ich ahnte es, aber ich durfte nichts sagen. Den Tod darf nur ein Arzt feststellen. »Am besten, wir schauen uns das gleich mit der Ärztin im Ultraschall an, der ist auch viel genauer«, sagte ich so

neutral wie irgend möglich. Als ich den Gang entlang-
lief, um die Oberärztin zu wecken, murmelte ich: Bitte
nicht, bitte nicht, bitte nicht. Nie hatte ich mir jemals so
gewünscht, mich geirrt zu haben.

Als ich mit der Ärztin zurückkam, hielt der Mann
seine Frau fest im Arm. Die Ärztin nahm die Ultraschallsonde, fuhr der Frau über den Bauch, blickte auf
den Monitor. Dann sprach sie es aus: »Es tut mir leid,
aber das Herz Ihres Kindes hat aufgehört zu schlagen.«
Die Frau schrie. Heiser und markerschütternd durch die
Stille des Raumes.

Wir brachten das Paar in unser Abschiedszimmer,
diesen Raum, den es in vielen Krankenhäusern gibt.
Kein Zimmer für Kranke, sondern eines für die Angehörigen. In unserem Abschiedszimmer stehen ein Dop-
pelbett, ein Bücherregal – unter anderem mit der Bibel
und dem Koran –, ein Korbsessel, die Wände sind farbig
gestrichen.

Warum warum warum. Die beiden weinten so bitterlich. Wir konnten es ihnen nicht sagen. Totgeburten zu
einem so späten Zeitpunkt in der Schwangerschaft sind
unglaublich selten, nach der 17. Woche sind es weniger als 2 Prozent. Es kann eine vorzeitige Plazenta-
lösung schuld daran sein, eine Infektion im Mutterleib
oder eine Abschnürung durch die Nabelschnur. Oftmals
lässt sich aber kein Grund erkennen. Nicht mal in einer
Obduktion. Und die Antwort auf die wichtigste Frage
der Eltern bleibt für immer offen.

Natürlich gibt es nicht nur für alles im Leben eine
Checkliste, sondern auch für den Tod. Wir müssen so

viel mit den Eltern besprechen, ob sie eine Obduktion wünschen, ob sie seelsorgerischen Beistand möchten (oft wünschen das zum Beispiel die Großeltern). Wir informieren sie über die Bestimmungen zu Bestattungen, dass es die Möglichkeit gebe, über einen ehrenamtlichen Verein professionelle Erinnerungsfotos des Babys zu machen (eine unterstützenswerte Sache, www.meinsternenkind.eu). Und natürlich auch, wie es jetzt unmittelbar mit Frau W. weitergehen würde: dass die Geburt relativ bald eingeleitet werden müsse. Und dass es am besten sei, das Kind käme durch eine vaginale Geburt zur Welt.

»Auf keinen Fall!« Wie die meisten Frauen wünschte sich Frau W. einen schnellen Kaiserschnitt, am besten unter Vollnarkose. Nur raus »damit«. Ein Kaiserschnitt sei ein unnötiges Risiko, erklärte ich ihr, für sie selbst und auch für ihre Chancen auf eine erneute Schwangerschaft. Ich sagte den Satz, den ich von meiner Ausbilderin übernommen hatte: »Die seelische Wunden sind schon da. Wir wollen die körperlichen in Grenzen halten.« Schließlich stimmte sie zu.

Ich sah den beiden hinterher, als sie kurz darauf Richtung Ausgang gingen. Ich konnte gut verstehen, dass sie lieber zu Hause schlafen wollten als in der Klinik. Morgen würden wir die Geburt einleiten. Als die beiden am nächsten Tag wiederkamen, war ihre Verzweiflung einer apathischen Ruhe gewichen. Schon mittags hatten die Ärzte der Frau ein Medikament zur Geburtseinleitung gegeben, abends setzten die Wehen ein. Ich hatte wieder Nachtdienst und würde mich ausschließlich um sie kümmern. Kein Papierkram, keine Notfallambulanz. In solchen Fällen halten die Kollegen einem den Rücken frei.

Die Geburt verlief schnell, aber heftig, Frau W. atmete duldsam die immer stärker werdenden Wehen weg. Die PDA hatte man ihr so hoch eingestellt, dass sie die Wehen gerade noch spüren konnte, aber kaum Schmerzen dabei hatte.

Alle drei sprachen wir in dieser Nacht nur das Nötigste miteinander. Nur einmal fragte Frau W. mich: »Er wird nicht schreien, oder?«

»Nein«, sagte ich und schluckte. Sie hatte immer noch Hoffnung. Das Herz braucht länger als der Verstand. Von den Frauen mit Totgeburten, die ich bei uns bislang erlebt habe, haben mir das alle erzählt: dass mit dem Kind ein Traum sterbe. Vom Moment an, wo ihr Schwangerschaftstest positiv gewesen war, hätten sie sich mit einem Kinderwagen im Stadtpark gesehen. Mit dem Kind sterbe eine Vorstellung von der Zukunft, und egal, ob es in der 12. oder in der 38. Woche passiert, es war für sie alle eine Tragödie.

Als die Sonne gegen 7 Uhr den Kreißsaal in goldenes Licht tauchte, hatte Frau W. es geschafft. Ich durchtrennte die Nabelschnur und wickelte das tote Kind in ein Tuch. »Wollen Sie Ihren Felix sehen?« Sie schwieg, schloss die Augen. »Oder soll ich Ihnen vielleicht beschreiben, wie er aussieht?« Sie nickte. Ich beschrieb, was ich sah: einen kleinen Jungen mit einem braunen Flaum und einer Runzelstirn, der die Augen geschlossen hatte und trotz seiner grauen Haut ganz süß und friedlich aussah. Die beiden wollten ihn jetzt doch sehen.

Dann taten wir das, was ich nach einer Geburt immer gemeinsam mit den Eltern tue: das Kind waschen und anziehen. Für andere Eltern ist es das erste Mal von Tausenden, für diese beiden war es das einzige Mal. Das machte es zu einer feierlichen Zeremonie. Sie weinten stumm währenddessen, aber sie lächelten auch.

Geburten wie diese, bei denen das Kind tot geboren wird, nennt man stille Geburten, weil kein Schrei die Eltern, die Hebamme und den Arzt von jener letzten Unsicherheit befreit, das Kind könne nicht lebendig sein.

Wenige Stunden nach meiner Nachtschicht musste ich zur Taufe des Babys einer Freundin. Ich zog mich zu Hause schnell um und radelte benommen von den Erlebnissen der letzten Stunden zum Gottesdienst. Als der Pfarrer ihrem Sohn Elias, der eine Runzelstirn hatte und ganz friedlich aussah, das Taufwasser über den Kopf goss, schrie er auf. Und ich weinte und konnte eine ganze Zeit lang nicht mehr aufhören.

NO MILK TODAY

*Über Schwierigkeiten
beim Stillen*

Neulich nach Feierabend, ich schenkte mir daheim gerade ein Glas Wein ein, rief mich mein Kumpel Philipp an: »Maja, wir brauchen dich. Silvi heult nur noch. Ihre Brustwarzen sehen aus wie grobe Mettwurst, und die Kleine schreit seit Stunden.«

Er hatte noch nicht aufgelegt, da war ich zur Tür raus. Wenig später stand ich in Silvis Flur: Sie hatte strähniges Haar, ein müdes Gesicht und rot geweinte Augen. »Im Krankenhaus hat es noch einigermaßen geklappt«, schluchzte sie, »aber jetzt trinkt sie einfach nicht mehr, und unsere Hebamme ist im Urlaub.«

Ich nahm ihr das schreiende Baby ab und wies Philipp an, ein paar Brote zu schmieren. »Aber ich muss doch … ich kann nicht mehr«, rief Silvi hysterisch.

»Du musst jetzt erst mal gar nichts – außer dich ausruhen. Philipp und ich übernehmen fürs Erste.« Als Still-Sergeant kann ich sehr bestimmt sein. Sie fügte sich und mümmelte sich in ihre Decke, ich packte die Schokolade und das Spezi aus, das ich beides auf dem Weg noch beim Kiosk geholt hatte.

Dann inspizierte ich Silvis Brüste. Philipps Vergleich traf es ganz gut, wobei ich statt von grober Mettwurst eher von französischer Baguettesalami (die mit der weißen Haut) gesprochen hätte. Die Warzenhöfe sind in der Schwangerschaft ja stärker pigmentiert (ein Trick der

Natur, damit das Baby, das anfangs nur Hell und Dunkel unterscheiden kann, den Weg findet), aber an ihrer Stelle hatten sich zwei 50-Cent-große krustige Wunden gebildet. Der Rest der Brust: prall angefüllt und von Venen gezeichnet. Statt Milch tropfte Blut aus Silvis Nippeln – au au au!

Jede Frau, die einmal beim Sex erlebt hat, dass sich der oder die andere etwas zu intensiv mit den Brustwarzen »beschäftigt« hat, weiß, wie weh das schon beim anschließenden Duschen tun kann. Denselben Menschen drei Stunden später noch mal an die Brüste zu lassen, ist undenkbar! Aber genau so ist es mit Baby: Dort, wo es irre wehtut, will unbedingt ein kleiner gieriger Vampir saugen.

Während die kleine Sophie irgendwann auf meinem Arm eingeschlummert war, kramte Philipp in meinem Etui nach Salben und stieß dabei auf allerhand Hilfsmittel. Auf Gel-Pads, Brusternährungssets, Stillhütchen, eine Milchpumpe und sogar Brustwarzenformer für Frauen mit Schlupfwarzen (das sind Nippel, die nach innen geformt sind). Die Still-Renaissance der letzten Jahre hat zu einer regelrechten Produktinflation geführt. Man kann entzündete Brustwarzen inzwischen auch mit einer Softlasertherapie behandeln, aber bei Silvi würden es zunächst eine Wundheilsalbe und ein Schmerzmittel tun. Vorsichtig cremte Philipp seine Freundin ein, die währenddessen jammerte: »Ich mag nicht mehr, ich mag nicht mehr ...«

Vor sechs Tagen hatte sie entbunden, seit drei Tagen war sie nun daheim und seit heute: ein Still-Zombie. Auf diese Spezies treffe ich bei der Wochenbettbetreuung des Öfteren. So übermüdet und mit den Nerven am

Ende, das muss heftig sein. Was das Ganze vertrackt machte: Silvi hatte, als im Himmel die Allergien verteilt wurden, ein bisschen zu laut »Hier« geschrien. Es gab mehr Obst und Gemüse, das sie *nicht* essen konnte, als solches, das sie vertrug. Sie erhoffte sich, dass ihr Kind durch das Stillen besser vor Allergien geschützt würde als mit Ersatznahrung. Was etliche Studien ja nahelegen.

Ich verstand meine Freundin ja: Da predigt die ganze Welt, inklusive wir Hebammen, wie wichtig das Stillen für dein Kind ist, und dann klappt es nicht. Das Gefühl von persönlichem Unvermögen und Angst macht sich breit, das eigene Kind nicht satt zu bekommen. Frauen sind sehr gut darin, sich sehr früh schon für eine schlechte Mutter zu halten.

Manche haben anfangs sogar solche Schmerzen, dass sie mir unter Tränen anvertrauen, in ihren schwärzesten Stunden Aggressionen gegen ihr Baby bekommen zu haben. In solchen Fällen hilft durchaus mal der Griff zur Flasche. Also zum Fläschchen.

Was außerdem viele Frauen in den ersten Tagen zur Milchpulverfraktion überlaufen lässt: Anfangs trinken die Babys unglaublich langsam: Sie saugen, rutschen ab, saugen, rutschen ab, pennen ein, wollen saugen. Gerade für Frauen, die vorher sehr aktiv waren und – wie Silvi – vor der Arbeit joggen gegangen sind, in der Mittagspause Besorgungen erledigt haben und abends mit Freundinnen unterwegs waren, ist die Umstellung auf das Dasein als stark frequentierte Tankstelle deprimierend.

Aber es wird schnell besser. Meist nach zwei, drei

Wochen hat man den Dreh raus, das Baby trinkt schneller, und das Leben wird wieder mobiler.

Die Kleine schlief nun seit Stunden, und ich hatte ein Stück Schokolade nach dem anderen in Silvi hineingesteckt und ihr währenddessen vom Leben »draußen« erzählt, von meinem Alltag im Krankenhaus, von einem Date und einer Hochzeit, auf der ich neulich war. Als das Baby sich rührte und quäkte, fragte ich Silvi: »Wollen wir es noch mal probieren?«

Ich drapierte das Stillkissen, tüftelte mit ihr am Nippel-Mund-Einfallwinkel herum, und dann legten wir das Baby erneut an. Und. Es. Lief. Sophie blickte mit großen Augen ihre Mutter an und patschte, wie um »Siehste!« zu sagen, mit der Hand auf deren Brust.

Es gibt einen Ausdruck, wenn Babys nach dem Stillen selig vollgefuttert sind und so ein süßes kleines Buddha-Gesicht haben: der so genannte »milk bliss«. Genau den hatte Silvi jetzt auch. Sie war selig.

»MAMA SCHAFFT DAS SCHON«

Über rasante Geburten
im Auto

Neulich fuhr ich mit dem ICE nach Hause, als eine Durchsage kam: »Medizinisches Personal in Wagen 33 benötigt.« Ich saß in Wagen 32, horchte auf und zögerte kurz – wahrscheinlich würde es ja doch nichts Geburtshilfliches sein, aber die Ausbildung beinhaltet ja auch Grundlegendes zu anderen Notfallsituationen. Also schälte ich mich aus meinem Sitz. Helfersyndrom 1: Bequemlichkeit 0. Der Vorfall im ICE war am Ende harmlos, Kreislaufschwäche eines Teeniemädchens, das nicht gefrühstückt hatte. Die Therapie aus Cola und Butterbreze aus dem Bordrestaurant brachte schnell Verbesserung. Nicht so aufregend wie das, was ich mir heimlich manchmal vorstelle: nämlich wie es wäre, mal ganz auf mich allein gestellt, bei Ikea oder im Flugzeug einem Kind auf die Welt zu helfen. Ganz ohne Storchenkiste …

Was das ist? Als Storchenkiste bezeichnen wir bei uns im Krankenhaus jene Notfallbox, in der das Nötigste für sehr schnelle Geburten drin ist, zu denen wir gerufen werden – Handtücher, Handschuhe, Nabelklemme, solche Sachen. In Gebrauch war die Kiste schon im Aufzug, im Taxi, im Rettungswagen 500 Meter vor der Klinikeinfahrt und, auch schon passiert, im Gang.

Meine sehr erfahrene Kollegin Claudi hatte einmal eine Frau betreut, deren Muttermund etwa bei 4 Zentimetern war (für die Geburt muss er bei 10 sein). Gerade beim ersten Kind kann das dann noch etwas dauern. Die Frau wünschte, noch mal zur Toilette zu gehen. Kein Problem, dachte Claudi, dachte die Frau. Drei Minuten später stolperte die Schwangere aus dem Klo, stand mit runtergelassener Hose da und rief panisch den Flur entlang: »Hallo, Hilfe, das Kind kommt!«, und genau das tat es.

Zeuge dieser Szene wurde ein Mann, der zu einer Frau aus einem anderen Kreißsaal gehörte. Fassungslos starrte er auf die Schwangere auf dem Gang, die panisch zwischen ihren Beinen das halb geborene Köpfchen ihres Babys in der Hand hielt. Kreidebleich taumelte der Mann zurück zu seiner Frau.

Claudi eilte hin und ich mit besagter Storchenkiste hinterher. Eine weitere Wehe und platsch, purzelte das Kind in Claudis Hände. Ohne Handschuhe. Manchmal geht es eben schnell. Zunächst lachten wir gemeinsam mit der Frau, alle high vor Glück und Erleichterung. Später machte sich meine Kollegin Vorwürfe, doch bei vier Zentimetern hätte jeder von uns die Frau noch mal zur Toilette gehen lassen. Auch der Chef schimpfte nicht, er erinnerte uns nur einmal mehr daran, dass eine Geburt eben nie nach Plan verläuft.

Warum es manche Babys so eilig haben, auf die Welt zu kommen und den Geburtskanal regelrecht rutschend passieren, ist nicht ganz klar. Es hängt von vielen Faktoren ab: wie das Gewebe der Frau beschaffen ist, ob es das erste oder vielleicht vierte Kind ist, wie das Baby im Becken sitzt, hormonelle Einflüsse und wie das Becken der Frau gebaut ist (ob ein Becken übrigens »gebärfreudig« ist, ist nicht abhängig von der Körperfülle der Frau).

Es gibt aber noch eine ernste Erklärung, warum es immer wieder zu ungeplanten, außerklinischen Geburten kommt: Die Anfahrtswege für werdende Eltern haben sich drastisch verlängert. In den vergangenen 30 Jahren wurden 40 % der Geburtsstationen in Deutschland geschlossen, allein in den letzten sieben Jahren waren es zehn Prozent. Die Leute müssen zum nächsten Krankenhaus häufig zwanzig, dreißig Kilometer fahren, in manchen Regionen, Schleswig-Holstein etwa, oft noch viel weiter. Ein Höllenritt.

In Schweden ist es noch schlimmer. Von Grund auf nicht dicht besiedelt sind die Anfahrtswege dort inzwischen so lang, dass Eltern in Vorbereitungskursen und Videos systematisch darauf vorbereitet werden, wie sie sich im Falle einer ungeplanten Alleingeburt verhalten sollen.

Und auch bei uns ist die Geburt im Auto oder Taxi keine Seltenheit. Ich habe erst neulich wieder einem grummelnden und leicht verstörten Taxler geholfen, seine Rückbank mit Tüchern sauber zu wischen, weil eine Frau dort ihr Kind auf die Welt gebracht hat. Viele seiner Kollegen befördern Frauen unter Wehen erst gar nicht, sondern bestehen auf einem Rettungswagen.

Meine liebste Geschichte in dem Zusammenhang ging zum Glück gut aus: Es war eine recht ruhige Spätschicht, Samstagnachmittag, ich war gerade dabei, die Dokumentation der letzten Geburt zu machen, als es Sturm an der Geburtsstation klingelte.

Ein schweißgebadeter Mann stand vor unserer Kreißsaaltür im 1. Stock: »Schnell, schnell, unser Kind kommt gleich.« Ich rief eine Hebammenschülerin herbei, schnappte mir die Storchenkiste und raste mit dem Mann die Treppe runter. In Gedanken fragte ich mich, warum er überhaupt raufgekommen war und nicht vorab angerufen hatte: Wir hätten ihn ja gleich in der Auffahrt in Empfang nehmen können.

Egal. Ich erwartete direkt vor dem Klinikeingang ein Auto zu sehen – Fehlanzeige.

»Wo ist Ihre Frau denn?«

»Hier, hier!« Der Mann deutete auf eine Parkbucht, fünfzig Meter entfernt. Als ich auf das Auto zurannte, wurde mir klar: Anstatt sich mit Warnblinker vor die Eingangstür zu stellen, hatte er noch ordentlich rückwärts eingeparkt, holy moly, da war jemand durch den Wind. Aber saubere Arbeit: hinten zehn Zentimeter, vorne zehn, das schafft unter Druck nicht jeder.

Dann schaute ich ins Auto und traute meinen Augen nicht: Auf der Rückbank saßen zwei Kinder, vielleicht 3 und 5, ihr Blick: »Hilfe, was passiert hier?« Vorne schräg auf dem Beifahrersitz liegend, die Antwort: Ein Bein auf dem Armaturenbrett, eines gegen den Fahrersitz stemmend, keuchte die Frau: »Alles gut, Kinder, Mama schafft das schon.« Was für ein Anblick. Freude am Beifahren.

Der Mann stammelte noch: »Wir hatten keine Betreuung« und »Steigt aus, Kinder, kommt, wir setzen uns kurz hier hin«, hob die Kleinen aus ihren Kindersitzen und sank erschöpft auf den Randstein, um den Rest der Geburt aus sicherer Distanz zu beobachten.

Meine Kollegen und ich standen derweil der Frau bei ihrem Finish bei, der Kopf des Babys war inzwischen draußen und – heißa! – kurz darauf auch der Rest. Rutschbahnalarm. Sekunden später hatte die Frau das Baby auf dem Bauch – und strahlte. Sie war überglücklich. »Es war so toll! Ich glaube, das war die schönste Geburt von allen.« Wir trauten unseren Ohren nicht, wie bitte? »Na, ich hab es ganz allein geschafft. Und weil es so schnell ging und auch gar nicht besonders wehgetan hat.« Begleitet vom Applaus der umstehenden Klinikbesucher und angestrahlt von gleißender Nachmittagssonne umspülte uns eine Welle der Erleichterung. Und so schoben wir sie im Rollstuhl mit dem Kind im Arm und dem ganzen Nabelschnur-Plazenta-Wust in einer Tüte nach nebenan, in die Klinik. Für andere wäre eine solche Actiongeburt traumatisch gewesen – sie jedoch zog Stärke hinaus – »Wonder Woman«. Eine von so vielen.

KINDER-
ÜBERRASCHUNG

Über eine 13-jährige Mutter

Was für ein Anblick das für die beiden Mädchen gewesen sein muss. Ein Baby auf dem blanken Fliesenboden. Alles voller Blut und Schleim. Die Nabelschnur, dieses bläuliche Verbindungskabel, das noch in den Körper der Mutter führte, hinein *in ihre Freundin*. Die doch – so dachten sie – nur wegen Bauchweh und Verstopfung so lange auf dem Klo war.

Es war im Herbst 2013. Ich weiß das so genau, weil kurz zuvor meine Kollegin Claudi zu mir gesagt hatte: »Ich bin gespannt, wann wir die erste Mutter bei uns haben, die in den 2000ern geboren wurde.« Die Kollegin war in den Urlaub gefahren – und wir bekamen diesen Notruf.

Ich verstand nur Bahnhof, beziehungsweise: Ich hörte nur Kind. Das Kind sei da. Dem Kind gehe es gut. Und der Mutter? Dem Kind auch… Hä? Es dauerte etwas, bis ich das Puzzle zusammengesetzt hatte. In einem Schullandheim im Norden der Stadt hat eine 13-jährige Schülerin eines Schweizer Gymnasiums ein Kind geboren. Auf dem Klo. Im Beisein zweier Freundinnen.

Wir schickten zwei Krankenwagen – einen für die Mutter, einen für das Baby. Die Leitstelle verständigte zusätzlich die Polizei, Sex mit unter 14-Jährigen ist in Deutschland strafbar.

Das Kind, ein Mädchen, war voll entwickelt. 35.,

36. Schwangerschaftswoche, schätzten die Notärzte. Nur etwas unterkühlt. Das andere Kind war ebenfalls wohlauf. Es hatte keine Verletzungen. Die Geburt schien, vom Fliesenboden abgesehen, gut verlaufen zu sein.

Als ich die junge Mutter bei uns in Empfang nahm, fiel mir auf, wie schlaksig sie war. Sie hatte einen braunen Pferdeschwanz und trug einen Kapuzenpulli, der so weit war, dass man darunter zwei Sixpacks, einen Korb Hundewelpen oder eben eine Schwangerschaft verstecken konnte.

Sie wirkte gefasst und ziemlich eingeschüchtert, aber welche 13-Jährige wäre das nach dem Erlebten nicht? Sie kam mir vor wie eine Zuschauerin in einem Film über sich selbst: gespannt, wie er wohl ausgeht.

Die Lehrerin an ihrer Seite war außer sich: »Ich wusste von nichts! Sonst hätte ich Sarah doch nicht mit zur Klassenfahrt genommen! Ich habe mir von allen die Krankenkassenkarte und die Nummern der Eltern geben lassen, aber doch für eine Grippe oder einen gebrochenen Arm. Wer rechnet denn mit so was?« Sie raufte sich die Haare, redete unaufhörlich. Es war ihre Art, mit dem Unfassbaren klarzukommen.

Zusammen mit unserer Ärztin, die auf Kinder- und Jugendgynäkologie spezialisiert war, sah ich mir Sarahs Gebärmutter und Scheide an. Vorsichtig versuchte meine Kollegin währenddessen, mehr zu erfahren. Sie ist eine Meisterschützin im Treffen des richtigen Tons.

Die Polizei würde gleich eintreffen, noch immer war ja nicht auszuschließen, dass wir es hier mit Missbrauch zu tun hatten. Hatten wir aber nicht. Es gab einen Freund, erzählte das Mädchen, er sei so alt wie sie. »Habt ihr denn nicht verhütet?«

»Doch. Manchmal haben wir ein Kondom verwendet.«

Manchmal. Großhirn an Lunge: tief durchatmen.

Das Mädchen hatte erfolgreich verdrängt, dass sie schwanger war. Ihre Periode habe sie zuvor erst zweimal gehabt, erzählte sie, und sich nicht groß gewundert, als sie dann plötzlich ausblieb. War ja die Jahre zuvor auch so. Ob sie nicht gemerkt habe, dass sich ihr Körper verändert habe, dass sie rundlicher wurde, ihre Brüste gewachsen sind, wollte meine Kollegin wissen. »Ja, schon, aber ich dachte, das sei normal in meinem Alter.«

Die Lehrerin führte weiterhin Selbstgespräche. »Sarah hat heute Morgen sogar die Stadtführung mitgemacht...« Als könnte sie mit der Erwähnung dieses Umstands aus dem Baby doch wieder ein harmloses Verdauungsproblem machen.

Draußen stürmte es, Windböen zerrten die Blätter von den Bäumen, als die Ärztin schließlich die Eltern anrief. Irgendwie gelang es ihr, ihnen die Nachricht schonend zu überbringen. Ich schwor mir: Wenn ich jemals einen Seitensprung beichten oder meinem Vater erzählen muss, dass ich seinen BMW geschrottet habe, würde ich diese Frau nach einem guten Wording fragen.

Sie riet den Eltern, bei dem Sturm jetzt nicht den weiten Weg zu fahren. Alle seien wohlauf, lieber sollten sie die Nachricht ankommen lassen, ein Glas Wein trinken und erst bei Tageslicht aufbrechen. »Wein?! Ich brauch einen Schnaps!«, soll der Vater daraufhin gesagt haben.

Die Nachtruhe begann. Und irgendwie, ich weiß nicht, warum, hatte ich plötzlich das Gefühl, alles würde gut ausgehen.

Am nächsten Morgen kamen ihre Eltern, normale Leute, Typ: Doppelhaushälfte, selbst keine vierzig. Sie hatten den achtjährigen Bruder dabei. Der beschwerte sich bei mir erst mal, dass er lieber einen Jungen zum Spielen bekommen hätte. Ich lachte.

Ich hörte keinen einzigen Vorwurf an diesem Tag (gut, bis auf den Klassikersatz: was wohl die Nachbarn sagen würden). Die Eltern waren in rührender Sorge um ihr Kind. Und voller Schuldgefühle, wie sie so mit sich und dem kleinen Bruder beschäftigt gewesen sein konnten. Tatsächlich ist es das Einzige, das ich bis heute nicht verstehe: wie neun Monate lang niemand etwas gemerkt hat.

Als ich nach Dienstschluss das Gebäude verließ, sah ich die Mutter, die jetzt Oma war, auf einer Bank vor dem Krankenhaus sitzen. In der Hand ein zerknülltes Taschentuch. »Sarah kann das Kind nicht großziehen, sie ist doch selber noch eines. Und die Schule ...« Sie würden das Kind – in Absprache mit dem Vater des Babys – zur Adoption freigeben. Sie weinte. Um das Kind, um ihre Tochter. Ich nickte.

Am nächsten Tag wurde Sarah entlassen. Es dauert immer einige Tage, bis der Adoptionsvorgang eingeleitet wird, solange würde das Kind bei uns im Krankenhaus bleiben. Als ich einmal nach dem kleinen Mädchen mit dem braunen Schopf und den Kulleraugen sah, dachte ich: »Was wohl aus dir wird, du süßer Knopf?«

Nach zwei Tagen kam der Anruf. Doch nicht das Jugendamt war dran, es war Sarahs Mutter: »Wir kommen und holen das Baby. Wir haben uns umentschieden. Es gehört einfach zu uns.«

Ich wusste, dass dies nicht automatisch ein Happy End bedeutete, die Familie würde viel Unterstützung brauchen, einen Psychologen, der immer wieder hilft, die Rollen innerhalb der Familie richtig zu verteilen. Das kleine Kind nicht zum Geschwisterchen zu machen. Und das große Kind nicht zu einer Mutter, die es nicht sein konnte. Aber ich dachte auch: Die schaffen das.

»ICH MÜSSTE MICH MEHR FREUEN, ABER ICH KANN NICHT«

Über Wochenbettdepression

Es war ein sonniger Mai-Tag in meiner Ausbildung, es roch nach Flieder, und aus den Bäumen fiel, wie es in einem Kästner-Gedicht heißt, verblühter Schnee, als ich verstand, was es heißt, zum Glücklichsein verdammt zu sein.

Frau T. hatte vor zehn Tagen ihr zweites Kind bekommen, den kleinen Moritz. Die Familie lebte in einem hübschen Haus am Stadtrand, mit dunkelroten Fensterläden und Blumen im Vorgarten. Ich absolvierte gerade mein Externat, ein in der Ausbildung vorgeschriebenen Praktikum, bei der Hebamme, die die Familie seit der Entlassung bereits betreute, und war von diesem Tag an bei der Nachsorge dabei. Herr T. begrüßte uns herzlich. Sich den Weg durch die Legosteine des älteren Bruders am Boden bahnend, führte er uns auf die Terrasse, wo unter der Markise ein Kuchen wartete. Das Baby schlummerte im Wagen. Frau T. kam von drinnen dazu. Sie lächelte, wirkte aber etwas blass.

Wir gingen die üblichen Wochenbettthemen durch: Wie klappt das Stillen? Was machen die Brustwarzen? Wie sind die Nächte? »Ganz gut«, »geht schon.« Frau T. antwortete knapp. Nach einer kurzen Pause sagte Herr T. zu seiner Frau: »Willst du den beiden nicht sagen, was du mir gestern erzählt hast?« Frau T. blickte schmallippig auf ihren Kuchen, als könnten die Erdbeeren ihr eine

Antwort darauf geben. Herr T. sagte: »Schatz … darf ich erzählen?« Sie nickte, wenn auch ein wenig widerwillig. »Meine Frau macht sich etwas Sorgen, weil es sich nicht ganz so unbeschwert anfühlt wie beim ersten Kind.«

Die Hebamme und ich warfen uns einen Blick zu. Herr T. erzählte weiter, nun an seine Frau gerichtet. »Ich habe den Eindruck, dass du manchmal Ausflüchte suchst, wenn Moritz schreit oder eine neue Windel braucht. Ist ja kein Problem, ich bin ja da. Aber ich frage mich, was mir dir los ist.«

»Das frage ich mich auch.« Frau T. sah nun tränenerfüllt ihren Mann an. »Ich müsste mich mehr freuen. Ich versuch es ja, aber ich kann nicht.«

Dass Frauen nach der Geburt emotional aus dem Tritt geraten, kommt oft vor und muss nicht gleich eine Wochenbettdepression sein. Der Babyblues – manche nennen es auch die Heultage – setzt oft drei bis fünf Tage nach der Geburt ein, die verschiedensten Hormone fluten den Körper, nach den ersten Nächten ohne Schlaf wird eine körperliche Belastung spürbar, eine gewisse Dünnhäutigkeit, und vielleicht auch eine Ahnung, dass das erst mal so bleiben könnte. Aber meist gibt es sich wieder, und auf die Heultage folgen Lachtage.

Eine Wochenbettdepression, auch postnatale Depression genannt, ist eine andere Nummer, sie kann sich über Wochen oder Monate ziehen. Viele bemerken sie zunächst nicht, denn einige Symptome, die mit ihr einhergehen, empfindet man im Wochenbett als normal: Antriebslosigkeit – kein Wunder, habe auch wenig geschlafen. Appetitlosigkeit – ach, bei den vielen neuen Aufgaben vergisst man schnell mal zu essen. Dauernde Müdigkeit – eh klar. Die übrigen Symptome sind so schambehaftet, dass man sie lieber verdrängt: Ich freu mich gar nicht an meinem Kind. Fremdle sogar mit ihm. Mag es irgendwie nicht. Den Gedanken vor sich selbst zugeben oder gar anderen anvertrauen – undenkbar. »Es ist nicht so wie bei unserem ersten Sohn. Ich fühl mich so schuldig«, sagte Frau T. und vergrub ihr Gesicht in den Händen.

Manchmal richten sich die negativen Gefühle auch nicht gegen das Baby, sondern gegen einen selbst. Wieso kriege ich das Kind nicht satt, fragen sich Mütter, die Schwierigkeiten mit dem Stillen haben. Warum schaffe ich es nicht, es zu beruhigen, fragen sich Mütter, sobald das Kind nur einmal schreit. Bestimmt mag es mich nicht. Aus Dingen, die für Außenstehende Kleinigkeiten sein mögen, entwickeln sie das Gefühl von Unzulänglichkeit und daraus eine Depression. Doch am heimtückischsten ist die Krankheit, wenn sie ohne erkennbaren Auslöser auftritt: Sie schleicht sich an, fies und von hinten. »Kommt in den besten Familien vor« – diese Redewendung muss bei einer Wochenbettdepression entstanden sein.

Es war Zufall, aber erst kurz zuvor hatte ich, ebenfalls im Rahmen der Ausbildung, ein Praktikum in einer psychiatrischen Klinik mit spezieller Mutter-Kind-Station gemacht, einer Einrichtung, wo Mütter mit schweren psychischen Problemen behandelt werden – in Begleitung ihrer Kinder. Es gibt nicht viele in Deutschland, die Wartelisten sind lang, oft vergehen Monate, bis Betroffene einen Platz bekommen – ein Skandal. Denn bei psychischen Krankheiten besteht in akuten Phasen dringender Handlungsbedarf, und in der Mutter-Kind-Beziehung sind die ersten Monate natürlich besonders wichtig.

Eine Patientin in dieser Klinik war mir in Erinnerung geblieben: Sie hatte nach jahrelanger Kinderwunschbehandlung Zwillinge erwartet. Nach so vielen Rückschlägen, endlich! In ihrer Schwangerschaft konnte sie gar nicht aufhören zu strahlen, erzählte ihr Mann. Sie widmete sich voller Freude der Ankunft ihrer beiden Wunschkinder. Die Geburt verlief rasch, und die Kinder waren gesund und verhältnismäßig kräftig. Doch schon bald nach der Geburt habe es seine Frau »zerbröselt«, sagte ihr Partner. Sie verstummte, wurde apathisch, interessierte sich null für ihre Kinder, die sie sich doch so sehnlichst gewünscht hatte. Wickeln, Füttern, Haushalt – all das blieb nun an ihm allein hängen. War es der neue Rhythmus, die Tatsache, dass im Alltag nichts mehr war wie vorher? Oder hatte sie bereits eine Neigung zur Depression? Psychische Vorerkrankungen machen Wochenbettdepression etwas wahrscheinlicher.

Die Behandlung von Müttern ist auch deshalb komplex, weil noch ein anderer Mensch (in diesem Fall sogar zwei) mit dranhängt. Die Psychologen und Psychiater müssen abwägen, ob sich die Depression ambulant behandeln lässt, die Mutter also zu Hause beim Kind bleibt, oder ob es sinnvoller ist, sie erst mal aus der Situation herauszunehmen. Wobei sich die Verzweiflung und das Gefühl der Unzulänglichkeit natürlich verstärken können, wenn man die Frau von den Kindern trennt. Und doch: In diesem Fall rieten die Ärzte dazu. Zu groß war die Ablehnung der Mutter gegenüber den Zwillingen. Zu groß die Belastung und Selbstgeißelung.

Frau T. hatte inzwischen zu Ende erzählt. »Danke für Ihr Vertrauen, es war bestimmt nicht einfach, uns das zu sagen«, fing die Hebamme nun an. »Niemand verurteilt Sie, das sind Gefühle, die sich nicht steuern lassen.« Frau T. nickte schniefend. Wir besprachen ein paar kurzfristige Maßnahmen: Herr T. würde noch am selben Tag den Frauenarzt anrufen, zu dem seine Frau und er ein vertrauensvolles Verhältnis hatten.

Auch Unterstützung und Entlastung im Alltag wären jetzt gut, also fragten wir, ob eine Großmutter vor Ort sei, die vielleicht zusätzlich helfen könnte. »Und immer wieder: Trost und Zuspruch«, sagte meine Kollegin zu dem Mann gewandt. »Ihre Frau hat nichts falsch gemacht. Ganz im Gegenteil, toll, dass sie sich Ihnen anvertraut hat und Sie so aufmerksam waren.«

Auf dem Heimweg erzählte mir die Hebamme noch viel von ihren Erfahrungen: »Man darf sich nicht blenden lassen von einem trauten Heim. Oder lauter abgehakten Punkten: super Schwangerschaft, super Geburt, gesundes Kind«, sagte sie nachdenklich. »Es hängt nicht nur vom Heilen einer Geburtsverletzung ab, ob eine Mutter sich wohlfühlt in ihrer Haut. Die Gefühlswelt gehört genauso mit zur medizinischen Betreuung nach der Geburt.« (Diesen Satz sage ich seitdem IMMER, wenn Hebammenschülerinnen heute mich begleiten.)

»Was wird Frau T. erwarten?«, fragte ich im Auto, als wir zurück in die Stadt fuhren.

Sie zuckte mit den Schultern. »Das kann alles sein: eine Gesprächstherapie. Oder eine Art Familientherapie zusammen mit dem Mann. Manchmal können auch Medikamente notwendig sein, weil es eben auch körperliche Ursachen gibt, die man nicht durch das Wollen steuern kann. Es gibt inzwischen stillverträgliche Präparate. Eine stationäre Behandlung braucht es in diesem Fall, glaube ich, nicht…«

Einen Tag später rief uns Herr T. an, der Frauenarzt habe sofort eine Therapeutin gewusst, die darauf spezialisiert war und noch in derselben Woche einen Termin für Frau T. hatte. Ein Glücksfall.

Immer wieder werde ich gefragt, wie man denn herausfindet, ob eine Frau an einer Wochenbettdepression leidet. Wenn es doch so schambehaftet ist und es sich die Frauen oft nicht mal selbst eingestehen können. Nun, manches lässt sich an der Körpersprache ablesen, am Umgang mit dem Baby. Nicht um sich dann als Hebammenstasi aufzuspielen. Sondern um ein Gefühl für das Innenleben der Mutter zu bekommen. Ich frage bei meinen Wochenbettbesuchen auch immer: »Wie sind Sie denn angekommen im neuen Leben? Es kann manchmal ganz schön holprig sein am Anfang, oder?« Das öffnet eine Tür.

Herr T. hatte das Tabu angesprochen, aber oft sind die Väter nicht dabei. Dann ist das Wichtigste: die Frauen reden lassen. Pausen zulassen. Erst wenn es still ist und ich nichts sage, fangen sie an, mir ihr Herz auszuschütten. Und ich kann helfen, es wieder einzusammeln.

TO PDA OR NOT
TO PDA, DAS IST HIER
DIE FRAGE

Über Schmerzen

Vor einer Weile hatte ich eine Gallenkolik, die mit den schlimmsten Schmerzen einherging, die ich jemals erlebt hatte. Gekrümmt und wimmernd lag ich auf meinem Bett, bereit zum Sterben. Bewegte ich meinen Körper auch nur drei Zentimeter, schrie ich, als würde jemand mit einem Brotmesser meine Organe zersägen. Irgendwann rief ich meine Schwester an, die Ärztin ist. Ich hoffte, dass sie mir ein starkes Schmerzmittel verschreiben würde. Sie fragte gleich, wo ich mich auf der 10er-Schmerzskala befand: Na ja, es tut schon absurd weh, dachte ich, aber wenn mir jetzt noch jemand mit einem Baseballschläger auf den Kopf hauen würde, wäre das tatsächlich noch schlimmer. Ich sagte: 7.

Zur selben Antwort kam neulich eine meiner Patientinnen, die lächelnd und Kaugummi kauend, seelenruhig im Bett saß und gerade eine Doppel-Daumen-Percussion bei WhatsApp zum Besten gab. Sie war in der frühen Eröffnungsphase und hatte schon bei der Anmeldung gesagt, sie wolle *auf jeden Fall* eine PDA. Wir dürften *ja nicht* den Zeitpunkt verpassen.

Weil sie nur vom Display aufsah, um mich zu löchern, wann jetzt endlich der Anästhesist käme, rief ich ihn irgendwann hinzu. »Wie würden Sie Ihren aktuellen Schmerz auf einer Skala von 1 bis 10 einschätzen, wenn 10 die absolute Unerträglichkeit wäre«, fragte er.

»So sieben bis acht?«, sagte sie und tippte tiefenentspannt weiter.

Der Anästhesist sah mich bedröppelt an. Er ist es gewohnt, dass ihm Patientinnen mit einer Mischung aus ungeduldiger Gier und Seufzern der Erlösung begegnen. Niemandem auf unserer Station schlägt so viel Wohlwollen, so viel Ich-bin-Wachs-in-Ihren-Händen entgegen wie ihm und seinen Kollegen. Einmal hat eine Frau im Beisein ihres Mannes ernsthaft »Ich liebe Sie« zum Anästhesisten gesagt – und der Mann an ihrer Seite nickte zustimmend. Eigentlich müsste man das Falco-Lied »Mutter, der Mann mit dem Koks ist da« für die Geburtshilfe umdichten, denke ich immer. »Mutter, der Mann mit der PDA ist da.«

Übrigens, kleiner Seitenschwenk: Die Frau dieses Anästhesisten hat auch bei uns entbunden, und hatte – ta-daaaa! – keine PDA gewollt. Was ungefähr so ist, als hätte man einen Architekten als Freund und sagt, man wohne lieber in einer Höhle oder in einem Wurfzelt. Jedenfalls hat unser Anästhesist es kaum ausgehalten, als seine eigene Frau unter der Geburt geschrien hat. Und mir währenddessen immer in den Ohren gelegen: »Jetzt gebt ihr halt was, bitte gebt ihr was.« Hätte ich ja, aber seine Frau blieb dabei: Sie brauche nichts. Schmerz lässt sich nicht nur an Dezibel festmachen.

To PDA or not to PDA: Das ist die ewige Frage. Und wie beim Stillen und vielen anderen Themen rund ums Kinderkriegen entscheidet auch diese Antwort nicht darüber, ob man eine gute Mutter ist oder wird. Ich habe es schon so oft erlebt, dass eine PDA die Rettung ist, wenn sich Frauen über Stunden vollkommen verausgaben und trotzdem nichts vorangeht. Aber die PDA ist eben auch nicht dazu da, dass man fernsehen oder SMS schreiben kann, bis das Baby aus einem herausfällt.

Das Wort gebären hat in vielen Sprachen mit Arbeit zu tun, auf Englisch heißt es »being in labour« und auf Französisch »être en travail«. Das heißt nicht umsonst so: Bei einer Geburt muss man Einsatz zeigen. Sich bewegen, das Becken wiegen, bewusst atmen. Auch mit einer PDA. Sonst wird das nix. Die Wirkung fährt den Schmerz während der Wehen nämlich so herunter, dass viele sich nicht mehr unter Geburt wähnen. Das Baby muss es sonst alleine aus dem Bauch schaffen, was gar nicht so einfach ist. Das ist der Unterschied zur Betäubung beim Zahnarzt: Wir Geburtshelfer können das Baby nicht alleine rausholen.

»Haben Sie ein Auto?«, fragte der Anästhesist schließlich. Er schlug jetzt einen anderen Ton an, der die Aufmerksamkeit der Frau sofort erregte. Irritiert sah sie vom Handy auf. »Ich könnte Ihnen jetzt eine PDA legen«, erklärte er, »aber das wäre wie Anfahren mit gezogener Handbremse. Geht schon. Aber ist nicht gut fürs Fahrwerk. Wir verbleiben so: Ich schaue alle halbe Stunde bei Ihnen rein, dann verpassen wir den perfekten Zeitpunkt ganz sicher nicht. Einverstanden?«

Die Frau nickte beruhigt. Angst nehmen ist immer noch das wirksamste Schmerzmittel. Sie legte das Handy weg und nahm es nicht mehr in die Hand. Nicht während der Rückenmassage, die sie von mir bekam, und auch nicht, als sie in der Wanne lag. Die Wehen rollten nun stärker und stärker über sie hinweg, wie Wellen am Atlantik, doch bevor sie sich darin verlor, erhielt sie die PDA. Zwei Stunden später war das Kind da. Mir schien, als habe sie durch den Arzt etwas verstanden: Das hier war kein Tag wie jeder andere. Es war der Tag, an dem sie ihr Kind zur Welt brachte.

»ICH HABE GESAGT, ICH WILL ES ALLEINE SCHAFFEN«

*Über eine Schwangere
ohne Partner*

Ich weiß nicht mehr, wann genau es mir klar war, dass sie allein war. Vielleicht als sie etwas zu lang die Vorderseiten unserer Broschüren betrachtete, die ich ihr in die Hand gedrückt hatte. Die eine zeigt ein glückliches Paar, SIE streichelt ihren Riesenbauch, ER grinst versonnen in Richtung des imaginären Kindes. Die andere Broschüre zeigt Frau und Mann mit nacktem Speckröllchenbaby auf einer Rolf-Benz-Couch im lichtdurchfluteten Altbauwahnsinn.

Frau N. hatte gewirkt, als würde sie jedes Detail dieser Abbildungen mit ihrer Situation abgleichen und zu dem Schluss kommen: *fuck*.

Sie war allein. Irgendwie spürte ich das. Ich dachte, wir müssen diese Broschüren ändern, die – ohne es zu wollen – von einem heteronormativen Wohlstand erzählen, der für viele nicht gilt. Allein, dass in vielen Broschüren automatisch vom »Mann« gesprochen wird, der mitkommt. Warum nicht Begleitperson?

Beim zweiten Vorabtermin ging ich mit Frau N. unseren Aufnahmefragebogen durch. »Wir müssen immer auch die Lebenssituation der schwangeren Frauen statistisch erheben«, erklärte ich: »Sind Sie aktuell alleinstehend, in einer Lebenspartnerschaft oder verheiratet?«

»Alleinstehend.« Es klang wie ein Schuldeingeständnis.

Natürlich machte ich mir meine Gedanken, wer wohl der Vater war und warum er nicht dabei war, und natürlich fragte mich, zurück am Empfangstresen, auch meine Kollegin Claudi: »Weißt du da Bescheid? Hat die keinen Mann?« Gar nicht bösartig, nur neugierig. Ist vielleicht menschlich. Aber was, wenn die Frauen das spüren, dieses Geraune und Getuschel? Ich wollte dazu nichts sagen und zuckte mit den Schultern.

So liberal unsere Gesellschaft manchmal erscheint – abseits der Mann-Frau-Wunschkind-Konstellation schwanger zu sein ist noch immer erklärungsbedürftig, besonders für Singles und Homosexuelle. Als seien sie verpflichtet, die genauen Umstände der Zeugung offenzulegen. Dabei dürfte doch hinlänglich bekannt sein, wie Kinder entstehen, oder?

Wir haben hier auf der Station auch mit etlichen zu tun, die in Beziehungen stecken, für die das schöne Wort *dysfunktional* erfunden wurde, in denen einer barsch, abwesend, respektlos ist, da fragt auch keiner, uiuiui, wie die das wohl hingekriegt haben, schwanger zu werden. Aber wenn eine aufgeräumte Alleinstehende kommt, hat man das Gefühl, jeder habe ein Recht darauf zu erfahren, ob das Kind »nur« von einer Affäre stammt.

Na gut, aufgeräumt war Frau N. nicht. Ich spürte, wie die Schwangerschaft ihr Leben aus den Angeln gehoben hatte. Und auch wenn das nun schon 36 Wochen her war – es hing immer noch schief und schloss nicht mehr richtig, und der kalte Wind der Ungewissheit blies hindurch.

Einige Wochen später, als wir die Geburt einleiteten –

Frau N. war inzwischen über Termin –, vertraute sie sich mir plötzlich an. Vielleicht weil ich eben nicht gefragt hatte. Vielleicht aber auch, weil ein Kreißsaal jene Art geschützter Raum ist, in dem Frauen sich öffnen können. Also in jeder Hinsicht.

Sie habe sich immer eine feste Beziehung gewünscht, erzählte sie, es habe nur nie geklappt. Männer waren an ihr immer nur für kürzere, unverbindliche Geschichten interessiert. Oft sei sie »die Affäre« gewesen. So wie zuletzt, bei diesem On-Off mit ihrem Exkollegen. »Ich wollte ihm kein Kind anhängen, ich bin doch nicht wahnsinnig, glauben Sie mir das?« Ich nickte. Es sei halt passiert, für Verhütung habe er sich nie groß interessiert, und sie sei an jenem Abend nicht mehr Herrin ihrer Sinne gewesen. »Am Anfang habe ich über Abtreibung nachgedacht. Aber ich konnte es einfach nicht. Verstehen Sie, Maja?« Sie hatte sich vorgebeugt, um mich anzusehen. Um das klarzustellen. Um der Hebamme, die mit ihr gleich ihr Kind auf die Welt holen würde, zu sagen, dass das doch verdammt noch mal richtig gewesen war. Oder nicht?

Während dieser Schicht lief ich einen Halbmarathon auf der Station, anscheinend hatte die ganze Stadt beschlossen, an diesem Tag zu entbinden. Trotzdem sah ich ständig nach Frau N. Es war für mich unvorstellbar, sie im Kreißsaal alleine zu lassen, ohne einen, der ihr mal den Rücken massiert oder ihr ein Glas Wasser bringt.

Irgendwann in der letzten Phase, Frau N. hatte inzwischen heftige Wehen, klopfte es an der Tür, es war meine

Kollegin. Drei Frauen stünden vorne am Empfang. Die Mutter von Frau N. und zwei Freundinnen. Frau N.s Gesicht hellte sich auf. »Ich habe ihnen gesagt, ich will es alleine schaffen!« Auch bei der Anmeldung hatte sie mir gegenüber das immer wieder betont, obwohl ich ihr versichert hatte, sie könne egal wen mitbringen. »Dürfen die drei mit rein?«, fragte sie. Meine Antwort war das Doping für ihren Endspurt.

Am Schluss war alles Teamarbeit, ich ließ die drei Frauen blaue Unterlegedeckchen aus den Schubladen holen und warmes Wasser für die Kompressen nachfüllen. Sie feuerten Frau N. an wie Cheerleader – es fehlten nur noch die Pompons. Der Arzt, der am Schluss hinzukam, stutzte: »Ist das hier eine Mädelsparty oder was?« Als Frau N.s Mutter wenig später die Nabelschnur durchtrennte, tropften die Tränen fünf verschiedener Frauen auf das Bett.

Frau N. war nicht allein. Nicht heute.

EIN FALL FÜR DIE COUCH

Über eine Hausgeburt

Letzte Woche, nach einer heftigen Nachtschicht mit fünf Geburten, steuerte ich mal wieder wie ein Zombie nach Hause, und während ich in der Straßenbahn noch sicher war, nie, aber auch niemals so müde gewesen zu sein, lag ich eine halbe Stunde später im Bett und war – bling – hellwach. Die Dämonen marschierten auf, sie trugen Schilder mit Aufschriften wie »Steuererklärung 2016«. Ich nahm mein Tablet zur Hand.

Zeit für meine Lieblingsgeburten im Internet. Viele Hebammen, die ich kenne, fahren auf diese Videos ab, wahrscheinlich weil sie eine gewisse Neugierde befriedigen (»Ach, so machen die das in anderen Ländern«), zur Manöverkritik einladen (»Warum jetzt diese Geburtsposition?«) und, ja, wahrscheinlich auch, weil hebammengeleitete Geburten – die meisten der YouTube-Clips finden sich unter dem Stichwort »Homebirth«, also Hausgeburten – für uns einfach faszinierend sind. Schon komisch, dass ich selbst nach Feierabend Frauen freiwillig zwischen die verschwitzten Beine schaue … Andererseits: Polizisten ziehen sich in ihrer Freizeit ja bestimmt auch Krimis rein.

Ich selbst darf übrigens keine Hausgeburten betreuen, dafür bin ich nicht versichert. Aber in meiner Ausbildung war ich öfter bei Hausgeburten dabei, und eine davon war tatsächlich sehr besonders. Und auch, wenn ich die geballte Technikpower einer Uniklinik schätze, hat mir dieses Erlebnis vor Augen geführt, warum es immer wieder Paare gibt, die sich für eine Geburt in den eigenen vier Wänden entscheiden.

Es war Sommer, und ich war im Externat mit einer Hausgeburtshebamme im tiefsten Bayern unterwegs. Nachdem Frau W. schon zwei Kinder in der Klinik zur Welt gebracht hatte, wünschte sie sich beim dritten Kind eine Hausgeburt.

Unsere Betreuung war intensiv, schon im Vorfeld besuchten wir sie immer wieder zur Schwangerenvorsorge, wir klärten sie über Ablauf und Risiken auf, und einmal fuhren wir nur hin, um den mobilen aufblasbaren Geburtspool, eine Art überdimensioniertes Planschbecken, vorbeizubringen, in dem sie während der Geburt sitzen würde. Je näher es auf den Geburtstermin zuging, desto aufgeregter wurde ich. Ich schlief unruhig, und selbst eine Runde im See traute ich mich nicht zu schwimmen, weil ja jederzeit der Piepser losgehen konnte. An einem sonnigen Nachmittag war es dann so weit.

Als ich mit der Hebamme in der Wohnung der beiden eintraf, hatte die Frau schon kräftige Wehen. Mit aufgeblasenen Backen ging sie im Wohnzimmer auf und ab, stützte sich, atmete schwer, während ihr Mann in der offenen Küche, die an das Wohnzimmer anschloss, Gemüse schnippelte und ihr über die Schulter gut zuredete.

In der Szenerie sprang auch noch das mittlere Kind der beiden herum, ein 3-Jähriger, der schließlich von einer Nachbarin abgeholt wurde. Der Große war bereits bei den Großeltern untergebracht, wo er auch übernachten sollte. »Ok, jetzt kann ich das Baby bekommen«, sagte die Frau zwischen zwei Wehen erleichtert. Als Hebamme merkt man ja sehr genau, wenn Frauen Kräfte zurückhalten, und genau so war es, solange ihr 3-Jähriger noch mit Bauklötzen auf dem Wohnzimmerteppich Türme baute.

Die Hormone, die unter der Geburt ausgeschüttet werden, sind störanfällige kleine Biester, vor allem das Wehenhormon Oxytocin. Es wird auch beim Orgasmus ausgeschüttet, und *das* kann man sich ja wirklich vorstellen: Wenn man beim Sex kurz vor dem Höhepunkt ist, und plötzlich klingelt es an der Tür, dann war's das erst mal auf absehbare Zeit. Genau so ist es bei Geburten. Ich hab es hunderte Male erlebt, dass die Frauen nach der Fahrt im Rettungswagen, bei uns angekommen, plötzlich keine Wehen mehr haben. Oder wenn der Oberarzt zur Tür reingepoltert kommt.

Frau W.s Wehen wurden nun stärker und die Abstände kürzer. Ihr Mann hatte inzwischen aufgehört, Gemüse zu schnippeln, er platzierte sich neben mich und die andere Hebamme am Beckenrand des Geburtspools, den wir mitten im Wohnzimmer aufgestellt hatten. Ab und zu hörte die Hebamme die Herztöne mit dem kleinen Fetal-Doppler ab oder tastete den Muttermund. Aber die meiste Zeit saßen wir einfach um die Frau herum, die wie eine Königin in ihrem Becken thronte, und redeten ihr sanft, fast schon feierlich zu. Kein Putzdienst, kein Türklopfen, kein Piepser störten uns.

Irgendwann glitt das Baby einfach ins Wasser.

Wenig später lag die Mutter eingekuschelt auf dem Sofa, und ich machte zusammen mit der anderen Hebamme die U1, also die erste Untersuchung des Babys. Alles war sehr unspektakulär. Genau das, dieses Als-wäre-nichts-gewesen, machte diese Geburt zu etwas so Außergewöhnlichem.

In der Zwischenzeit hatte der Mann den Tisch gedeckt und Abendessen für alle gerichtet. Als wir aßen, stillte die Frau nebenan auf der Couch. Der 3-Jährige kam von der Nachbarin zurück, sagte: »Ah, Baby da«, und lief neugierig auf seine kleine Schwester zu.

Dann halfen wir der Frau noch beim Duschen, räumten unsere Sachen zusammen.

Als wir gingen, lag die Familie zusammen im Ehebett. Das Baby in der Mitte, der Junge und seine Eltern drum herum. Es war nicht Weihnachten, aber alles an dieser Szene war *stille Nacht, heilige Nacht.*

Wir schlichen aus der Wohnung. Denn anders als sonst im Krankenhaus waren *wir* heute die Gäste gewesen.

»WAS WIR DEN ELTERN SAGEN, WIRD EINE ZÄSUR SEIN«

Über eine unentdeckte Trisomie 21

Der Moment, wenn Eltern ihr Baby zum ersten Mal ansehen, ist oft ein Abgleich: mit den eigenen Gesichtszügen, mit den Erwartungen, mit dem, was man im Ultraschall schon gesehen hat. Es fallen Sätze wie »Du hast ja rote Haare!« Oder: »Ich hab mir dich ganz anders vorgestellt.« Mir kommt dann oft eine Geschichte in den Sinn, die ich ganz am Anfang meiner Zeit als Hebamme erlebt habe.

Weil ich die Ausbildung gerade erst abgeschlossen hatte, schaute mir anfangs immer eine Kollegin über die Schulter, doch nach einigen Wochen durfte ich zum ersten Mal alleine ran. Ich war irre aufgeregt. Die Angst, einen Fehler zu machen, begleitete mich wie ein Schatten. Das Paar stammte aus Eritrea. Einfache Leute, sie hatten den Waschbeutel und das Nachthemd der Frau in einer Plastiktüte mitgebracht, ihre Kleidung lag säuberlich gefaltet auf dem Stuhl.

Schon eine Stunde, nachdem die Frau eingetroffen war, war das Köpfchen zu sehen. Mein erster Gedanke war, ich weiß es bis heute: »Huch, du siehst aber ... anders aus.«

Babys sehen ja oft etwas zerknautscht aus, wenn sie aus dem Geburtskanal kommen, also tat ich den Gedanken wieder ab. Der Mutter wurde ihr Sohn zum Bonding auf den Bauch gelegt, der Vater verdrückte ein Tränchen, die Ärztin bereitete das Abnabeln vor. Der Junge schnaufte normal, das Herz schlug, aber plötzlich war da wieder dieser Zweifel. Vielleicht war es die breite Nasenwurzel. Oder der leicht geöffnete Mund, aus dem die Zunge herausspitzte. Aber um einen Verdacht zu äußern, reicht so ein vager Blick nicht, vor allem um darauf basierend eine Diagnose zu stellen. Und mir als Hebamme stünde das auch gar nicht zu.

»Er schleckt schon, bestimmt hat er Hunger«, sagte die Frau lächelnd. Sie sprach perfekt Deutsch. Sie und ihr Mann lebten schon einige Jahre hier. Ich nickte und dachte: Ja, die Zunge spitzt heraus, aber nicht wie bei den üblichen Hungerzeichen.

Während sich die Eltern überschäumend vor Glück mit ihrem Sohn, dem kleinen Samuel, beschäftigten, ging ich nach draußen und suchte die Ärztin, die bei der Geburt dabei gewesen war. »Kann es sein, dass das Kind das Down-Syndrom hat?«, fragte ich. Sie sah mich an mit einem Blick, in dem Unglauben, Irritation und Schuster-bleib-bei-deinen-Leisten lagen. »Unerkannt? Das wäre extrem ungewöhnlich.«

Sie ließ sich die Ultraschallbilder bringen. Das Paar hatte jenes Maß an Vorsorge durchlaufen, das in Deutschland üblich ist, also drei reguläre Ultraschall-screens in der Schwangerschaft: Wenn dort Auffällig-keiten festgestellt worden wären, hätte man weitere empfohlen. Doch weder in den Sonografien der Frauen-ärztin noch in unserem Ultraschallbefund war ein Herz-fehler und irgendetwas anderes zu erkennen gewesen, das einen Verdacht auf eine Gen-Anomalie nahegelegt hätte (beweisen lässt sich diese nur über die Chromoso-menauswertung). Die Untersuchung der Nackenfalte in der Frühschwangerschaft war nicht gemacht worden – aber das war nicht ungewöhnlich, die Frau war schließ-lich erst dreißig.

Wir gingen zurück ins Zimmer und begannen mit der U1. Die Ärztin sah sich das Baby noch mal an, dann nickte sie in meine Richtung. »Ist eindeutig«, besagte dieses Nicken. Ich wurde panisch. Was, wenn jetzt die Eltern fragen: Ist alles fein, passt alles? Was sagen wir dann?

»Wir würden gern noch dem Kinderarzt Bescheid sagen«, sagte die Ärztin, um einen neutralen Ton be-müht. Die Eltern fanden das nicht ungewöhnlich. Ein Arzt guckt drauf, ist doch super. Sie liebkosten ihr Baby, der Mann besonders innig.

Ich ging zu Dr. P., dem Kinderarzt, und erzählte von unserem Verdacht. »Wenn ich da jetzt reingehe und es mir auch so geht, bin ich verpflichtet, sofort zu sagen, dass der Verdacht besteht«, erklärte er mir. »In welcher Verfassung sind die Eltern gerade?«

»Mega verliebt in ihr Kind«, sagte ich.

»Dann geben wir ihnen noch ein bisschen Zeit. Was wir ihnen sagen werden, wird eine Zäsur sein.«

Als er eine Stunde später ins Zimmer der A.s kam, sah er sich Samuel an und sprach es dann aus: »Es gibt den Verdacht, dass Ihr Sohn das Down-Syndrom hat, Trisomie 21.«

»Ist unser Kind krank?«, unterbrach ihn der Mann sofort.

»Es ist keine Krankheit, sondern eine Genommutation, die unterschiedlich starke Folgen haben kann.« Mit jedem Wort, das Dr. P. sagte, schien die Frau ihr Kind jetzt Zentimeter für Zentimeter weiter von ihrem Körper wegzuhalten. Dieser Moment, dieses Reden-in-dritter-Person über ihr Kind. Mit dem sollte was nicht stimmen, wie bitte?

Nachdem der Arzt gegangen war, nahm ich Samuel und zeigte dem Vater, wie man dem Kleinen die erste Windel anlegt und ihn anzog. Normalität kann eine Brücke sein und den Abstand, den eine solche Nachricht erzeugen kann, wieder verringern.

Drei Tage später, als ich gerade zur Spätschicht eingetroffen war, kam mir die Frau entgegen, sie war auf dem Weg nach Hause. Samuel lag im Maxi-Cosi. »Wie geht's euch?«, fragte ich.

»Du hast es doch gehört.« Sie begann zu weinen und fiel mir in die Arme. Ihre Tränen tränkten meinen rosa Kasack. »Ich habe nichts dagegen, dass er behindert ist. Wirklich! Es ist nur: Wir sind alleine hier in Deutschland, haben keine Verwandten und nicht viel Geld. Wie soll das alles werden? Auch wenn wir alt sind?«

Dr. P. sah mich mit der Frau stehen und kam hinzu. »Man sieht nur seine Schwächen am Anfang«, sagte er, »dabei können Kinder mit Down-Syndrom viel, was wir nicht können. Sie können oft Gefühle besser lesen, haben eine immense Lebensfreude. Ihr Samuel hat keinen Herzfehler, keine Probleme mit dem Darm. Alles in allem ist er ein starker Junge.«

Die Mutter nickte tapfer. Ich hatte einen großen Kloß

im Hals, weil ich spürte: Hier war niemand unglücklich, weil das Wunschkind nicht so hübsch geworden ist wie geplant, sondern weil die beiden gehofft hatten, ihr Sohn könne in diesem Land ein eigenständiges Leben führen.

Samuel war das erste von drei Kindern mit einer unerkannten Trisomie 21 in meinen ersten Monaten in der Klinik. Eine Häufung, wie sie extrem selten vorkommt.

AM LIMIT

*Über die Gefahr von Burn-out
in meinem Beruf*

Es war mein sechster Dienst am Stück, das weiß ich noch, als eine Frau mit schweren Blutungen und Schmerzen eingeliefert wurde. Uterusruptur, also Riss der Gebärmutter, wahrscheinlich durch Gewalteinwirkung. Es waren dramatische Stunden. In einem Raum wurde das Kind reanimiert, im anderen um das Leben der Mutter gekämpft. Nur sie überlebte.

Zwei Stunden nach diesem Horror – ich hatte eigentlich längst frei – saß ich am Schreibtisch und versuchte, alles noch einmal haarklein zu rekapitulieren für die Patientenakte. Ich hatte zu diesem Zeitpunkt seit zehn Stunden keine frische Luft geatmet und war kaum gesessen. Ausgelaugt, benommen und empfindsam, als hätte jemand mein Innerstes auf links gedreht, ging ich danach zur S-Bahn. Da kam eine WhatsApp von meinem Kletterfreund Hannes: »Hey Maja, kommst du? Wir warten schon!« Verdammt, die Klettergruppe! Jetzt würde ich es eh nicht mehr schaffen. Weder zeitlich noch emotional. Ich kann so schnell nicht von »Baby tot« auf »Hey, Leute« umschalten. Ich schrieb: »Es tut mir wahnsinnig leid, aber ich bin grade erst aus der Arbeit raus, war eine heftige Schicht. Ihr müsst heute ohne mich die Wände hochgehen.«

Danach ging ein WhatsApp-Regen auf mich nieder: *Termin war so schwer zu finden. Gib dir nen Ruck. Wir sind alle auch müde. Haben auch krasse Jobs.* Ich hätte gern geschrieben, was genau passiert war, aber Hannes' Freundin war schwanger, ich wollte niemanden verängstigen, also schrieb ich nur: »Mann, Leute, lasst mich einfach«, gefolgt vom traurig nach unten guckenden Smiley. Der Abend endete damit, dass ich allein daheimsaß, aufgewühlt vom Erlebten und unausgeglichen, weil mir der Sport und meine Freunde fehlten.

Ich gebe zu, ich habe ein Abgrenzungsproblem. In sozialen Berufen wie meinem – also in der Pflege, als Lehrer, Pfarrer oder Sozialarbeiter – sind, so glaube ich, all diejenigen gut, die nah am Menschen sind, die sich berühren lassen von ihren Patienten, Schülern und Schäfchen. Die sich eben nicht sonderlich abgrenzen. Und natürlich sind es genau die, die immer kurz davor sind, dem Burn-out die Hand zu geben.

Die Horrorwoche ging weiter: Jakob meldete sich. Seit Tagen versuchte ich mit meinem aktuellen Tinder-Flirt eine dritte Verabredung auszumachen und konnte inzwischen live dabei zusehen, wie er sich innerlich verabschiedete. Dabei war das erste Treffen mit ihm erfrischend und das zweite, bei einem Konzert, durchaus flirtiv gewesen: Im Dunkeln hatten sich unsere Hände kurz berührt, woraufhin mein Herz bis in meinen Hals geklopft hatte, als wollte es mich daran erinnern, dass es das ja auch noch gibt: Verliebtsein.

Seitdem waren zwei Wochen ins Land gegangen, in denen wir es nicht geschafft hatten, uns erneut zu verabreden. Erst hatte ich tagelang Spätschicht, dann Wochenenddienst und dann, Anfang der Woche, meine Kletterverabredung, die ja dann doch nicht stattfand. Jedenfalls schrieb er am Tag danach: »Huhu, nicht böse sein, aber ich bin raus. Du meldest dich ja doch nie.« Na toll.

Das war dann der x-te Abend in Folge, an dem ich traurig zu Hause saß, in einen leeren Kühlschrank blickte, weil ich es nach Dienstende nicht mehr in den Supermarkt geschafft hatte, und mich fragte, ob hier nicht etwas gehörig schieflief. Tatsächlich hat mein Beruf noch in fast jeder Beziehung oder Affäre eine unschöne Rolle gespielt: Da war der Exfreund, der mir vorwarf, ich rede zu viel über das Krankenhaus. Der andere, der immer beleidigt war, wenn ich nach der Arbeit zu erschöpft war, um noch etwas zu unternehmen. Und die Halbaffäre, die beim Abendessen »echt nichts über Geburten wissen wollte«.

Es stimmt schon: Es hilft mir, die krassen Erlebnisse durch Reden »aus meinem System« zu bekommen. In manchen Kliniken wird das ja in Form von Supervisionen sogar zum Schutz der Mitarbeiter angeboten. Bei uns allerdings bislang nur zweimal, nach ganz extremen Erlebnissen, nicht regelmäßig. Und so erzähle ich halt meinem Umfeld viel, was ich im Job so erlebe. Ist das so verwerflich? Ich kann doch auch nichts dafür, dass andere in ihren Büros oder Agenturen nicht so existenzielle Dinge erleben. Und ich bemühe mich wirklich immer, es kurz zu halten.

Nach einer Nacht, in der die Gedanken in meinem Kopf mal wieder Karussell gefahren sind, schleppte ich mich unmotiviert in die Arbeit, wie ein Hamster, der sich ins Rad hievt. Dort angekommen musste ich mich sofort ärgern. Der Schreibtisch, den ich am Abend zuvor noch aufgeräumt hatte, versank schon wieder im Chaos. Dann motzte ich erst den Arzt und danach meine Hebammenkollegin an, warum Frau S. eigentlich noch nicht entlassen und die Apothekenbestellung vor dem Wochenende nicht aufgegeben worden war.

Und dann betrat ich den Kreißsaal, in dem Frau F. schon seit gestern Abend ihre Wehen veratmete. In ihrer Begleitung: ihr Mann sowie circa zehn Verwandte, die entweder mit im Zimmer oder auf den Wartebänken draußen abhingen. Mit ihrem Partner war ich schon am Vortag aneinandergeraten, weil er sich beschwert hatte, »dass er noch keinen Arzt gesehen hat«. Wohlgemerkt, nachdem die Assistenzärztin zwanzig Minuten lang seine Fragen beantwortet hatte. Seitdem hat er immer wieder das Sprachrohr seiner Frau gegeben. Das hasse ich: wenn die Frauen zu mir zuckersüß sind, aber alles »Unangenehme« über ihren männlichen Pressesprecher verbreiten.

Nun ging es darum, dass mehr als zwei Familienmitglieder bei der eigentlichen Geburt dabei sein wollten. Mein Eindruck war, dass Frau F. selbst überfordert war von so viel Publikum, aber ich ließ mich breitschlagen, dass ausnahmsweise drei mit hinein durften (das machen wir schon manchmal). Aber die restlichen zehn sollten draußen warten. Dann versuchte Familie Oberschlau diese Regelung zu umgehen, indem die Anwesenden ständig rein- und rausschlichen, als wäre der Kreißsaal ein Club oder ein Oktoberfest-Zelt, bei dem man mit dem Einlassbändchen tricksen konnte.

Ich merkte das natürlich und reagierte streng, sagte: »Leute, das hatten wir doch extra vereinbart. Wir können so nicht arbeiten und uns konzentrieren! Wir haben eine Verantwortung. Es geht auch um die Wünsche und die Sicherheit von Ihnen, Frau F., und um die der anderen Gebärenden.«

Was dann passierte, zog mir den Boden unter den Füßen weg: Der Mann baute sich in seiner vollen Größe vor mir auf. Ich konnte die Schallwellen spüren, als er mich anbrüllte, ich solle mich hier nicht so aufmanteln, sie würden einfach den Chefarzt fragen, was ich mir einbilde. Speicheltropfen regneten in mein Gesicht, der Typ war so in Rage, dass ich Angst hatte, er schlägt mich oder schmeißt einen Stuhl nach mir.

Meine Augen füllten sich mit Tränen. Ohnmächtig, gedemütigt, sprachlos stolperte ich nach draußen und schloss mich im Klo ein. Das Schlimmste war: Die Hebammenleitung gab schließlich nicht mir Recht, sondern – aus Gründen der Deeskalation – dem Mann: Die durften dann wirklich in voller Familienstärke in den Kreißsaal. Mit triumphierenden Gesten spazierten sie an mir vorbei, als ich aus dem Klo kam.

Nach dieser Woche, es war Anfang 2016, bat ich meinen Chef um zwei Monate unbezahlten Urlaub. Ich konnte nicht mehr.

BESSER SPÄT ALS NIE

Über Muttersein mit 55

Da saß ich also kurz nach meiner Ankunft in dieser Strandbar, vor mir das Meer und perfekter weißer Sand, und war etwas ernüchtert: Ich hatte mir die Insel nicht als klassische Honeymoon-Destination vorgestellt, aber die Pärchendichte hier glich Ikea am Samstag.

Ich sah aufs Meer, knibbelte gerade das Etikett von meinem Bier ab, da sprach mich eine Backpackerin an. »Hey, wir waren im selben Flieger, oder?« Die Frau hatte etwa mein Alter, hieß Evi und reiste auch alleine. Wir kamen ins Gespräch und plauderten schon nach kurzer Zeit darüber, was uns hergeführt hat (Überlastung im Job, Pause zwischen zwei Jobs), und dann meinte Evi, sie sei nicht aus Deutschland direkt hergeflogen. »Sondern?«, fragte ich.

»Aus Spanien. Ich war kurz dort, um meine Eizellen einfrieren zu lassen.« Ich verschluckte mich fast an meinem Bier. »Na ja, ich bin Anfang 30. Ich habe gerade keinen Freund, es ist meine Versicherung in die Zukunft.« Aha. Ich stellte ein paar Rückfragen (Warum Spanien? Weil billiger. Wie viel es etwa kostet? Mittlerer vierstelliger Bereich für fünf Jahre Kühlung), dann wechselten wir das Thema.

Doch das Gespräch ging mir nicht aus dem Kopf, und als ich abends in der Hängematte vor meiner Strandhütte lag, dachte ich, dass das Krankenhaus-Hamsterrad auch verhindert hatte, mal darüber nachzudenken, wie es eigentlich bei meiner Familienplanung weiterging. Ich war jetzt 34, Single ... Social Freezing wurde seit Kurzem auch bei uns im Krankenhaus angeboten. War das jetzt klug von dieser Evi? Vorausschauend? Oder verzweifelt?

Mir fiel Frau W. ein, die vor zwei, drei Monaten bei uns gewesen war. Ich hatte sie schon fast vergessen – da war der Strudel aus Überlastung, und da waren andere Frauen, andere Bäuche, andere Babys, die die Erinnerung an sie fast überschrieben hatten. Frau W. war mit Zwillingen schwanger gewesen – mit 55. Als ich mit ihr den Anamnesebogen durchgegangen bin, lächelte sie süffisant bei meiner Frage, wie die Schwangerschaft entstanden sei. »Na, was glauben Sie denn ...«

»Ich muss es abfragen, weil es bei künstlicher Befruchtung ein etwas höheres Komplikationsrisiko gibt«, erklärte ich. »Die Informationen gehen dann in Statistiken ein ...«

»Schon gut«, sagte Frau W. milde, »ich habe mir natürlich helfen lassen. Ich erzähle Ihnen auch warum, es wird ja eh getratscht, dann kennen Sie wenigstens die richtige Version.« Ich mochte Frau W. auf Anhieb, sie hatte eine Stärke und Abgeklärtheit, so einer machte man nichts vor. Und sie hatte eine gewisse Grandezza, vor meinem inneren Auge schmiss sie ausschweifende Dinnerpartys.

Sie erzählte, sie sei lange mit einem Mann verheiratet gewesen, 24 Jahre. Er habe keine Kinder gewollt, und sie habe ihre Liebe zu ihm über ihren Kinderwunsch gestellt. Bis es zu spät war. Sie habe es auch eigentlich nicht bedauert. Bis ... ja, bis er sie vor etwa drei Jahren für eine jüngere Kollegin verlassen hatte und mit dieser, hoppla hopp, ein Kind bekam.

Frau W. sagte, sie sei in ein tiefes, tiefes Loch gefallen. Als sie wieder herausgekrabbelt war, habe sie gewusst: Sie hatte nur für ihn auf ihren Kinderwunsch verzichtet, im Grunde ihres Herzens wollte sie es noch immer. Sie recherchierte, reiste halb Europa ab – und fand schließlich eine Klinik, von der sie eine Eizell- und eine Samenspende bekommen konnte. Und einen Arzt, der die künstliche Befruchtung bei ihr auch durchführen würde. »Frauen in meinem Alter machen diesen Kliniken die Erfolgsstatistik kaputt und stehen in der Kritik. Manche finden es medizinisch und ethisch nicht vertretbar, einer 55-Jährigen Eizellen einzusetzen, deswegen musste ich Stillschweigen bewahren, wo das war.« Ich nickte eifrig, als sei ich gerade in ein Drogengeschäft eingeweiht worden.

In Deutschland ist die Eizellspende verboten, nur die Samenspende ist erlaubt, aber nur wenige Samenbanken nehmen alleinstehende Kundinnen an. Und selbst wenn eine Frau an Spendersamen gelangt, wird es schwer, einen Reproduktionsmediziner zu finden, der die künstliche Befruchtung an ihr durchführt: Eine Richtlinie der Bundesärztekammer empfiehlt, nur Paare zu behandeln. Wenn Singles wie Frau W. ihren Kinderwunsch realisieren wollen, tun sie das in einer legalen Grauzone.

Frau W. hatte einen gut bezahlten Job, war fit und gesund, sie hatte eine Mutter – allerdings auch schon fast 80 –, von der sie unterstützt wurde. Und Freunde. Sie fuhr los und kaufte sich die Bestandteile des Lebens von zwei Menschen, die sie nicht kannte. Eizelle und Samen, die in ihrem Körper zu *ihrem* Kind heranwachsen sollten. Um die Chancen zu erhöhen, hatte der Arzt im Ausland gleich mehrere befruchtete Eizellen eingesetzt, nun erwartete sie Zwillinge. »Ich schaff das schon, ihr zwei!«, hatte Frau W. in Richtung ihrer ungeborenen Kinder gesagt.

Von meiner Hängematte aus blickte ich schaukelnd in die Sterne und war immer noch nicht sicher: War das nun feministisch? Im Sinne von: selbstbestimmt und mutig? Es stimmt ja, was Frauen wirklich unfrei macht, ist weniger der Gender Pay Gap als die biologische Ungerechtigkeit, dass sie ab einem bestimmten Alter keine Kinder mehr bekommen können, Männer hingegen schon. Wenn Reproduktionsmediziner die biologische Uhr austricksen, sie um Jahre nach hinten verstellen, was heißt das dann? Doch endlich Freiheit für Frauen in ihrer Lebensplanung.

Andererseits hatte sich Frau W. ja freiwillig untergeordnet, ihren Kinderwunsch bewusst hintangestellt. Jetzt fiel er ihr plötzlich ein – so wie ihm mit sechzig auch. Waren beide nicht auch unglaublich egoistisch? Den eigenen Fortpflanzungswunsch über das Recht des Kindes auf einigermaßen junge, gesunde Eltern zu stellen? Und was für Maßnahmen sind auf dem Weg zum Wunschkind legitim? Welche Geschäftsmodelle? Welche Rolle spielten reiche Deutsche im europäischen Kinderwunschtourismus?

Und dann der medizinethische Aspekt: In Frau W.s Körper lief schon die Platte mit der Menopause, durfte man jetzt einfach eine Hormondisko aus ihm machen und mögliche Komplikationen in Kauf nehmen? Wobei in ihrem Fall alles gut lief: Die Babys kamen zwar sechs Wochen zu früh, waren aber wohlauf.

Ich weiß noch, wie Frau W. nach dem Kaiserschnitt dalag, mit beiden Babys im Arm, erschöpft und überglücklich, am Ende einer langen Reise – die ja eigentlich erst begann. Ich freute mich für sie von Herzen. Gegen alle Widerstände lag sie hier. Gegen alle hochgezogenen Augenbrauen, die sie kassiert hatte, als sie mit ihrem dicken Bauch und 55-jährigen Gesicht den Gehweg entlanggegangen war.

Als ich an diesem Abend in mein Bungalowbett schlüpfte, war mir etwas klar geworden. Auch wenn ich vor den Entscheidungen der Frau W.s dieser Welt großen Respekt habe – mir würde es nie nur um Nachkommenschaft gehen. Ich würde das ganze Paket wollen, mit Partner *und* Kind. Romantikerin, die ich bin.

Das mit den Eizellen wäre ja vielleicht trotzdem eine Überlegung wert. Meine Wünsche, meine Hoffnungen, meine Träume für die Zukunft – ich könnte sie einfach auf Eis legen.

ANDERE LÄNDER, ANDEREN WEHEN

*Über meine Zeit
in Madagaskar*

Reisen sind Fortbildungen in Lebensklugheit, wertvolle Berührungen mit dem Fremden, um das Bekannte besser zu verstehen. Und sich selbst. Ich habe meine Reisen auch immer dazu genutzt, um meinen Beruf besser kennenzulernen. In fast jedem Land, in dem ich mich länger aufhielt – Myanmar, Thailand, Schweden, Sri Lanka, Italien und viele mehr –, bin ich mit Schwangeren ins Gespräch gekommen und habe sie ausgefragt. Oder ich bin direkt in die Krankenhäuser spaziert, habe mich als Hebamme aus Deutschland vorgestellt und gefragt, ob ich vielleicht mal den Kreißsaal anschauen durfte. Meistens durfte ich, und man tauschte sich aus: Wie lange blieben Frauen nach der Geburt? Was waren die landestypischen Praktiken in Sachen Schmerzmedikation? Und wie waren die Geburtsstationen überhaupt ausgestattet?

In Tansania zum Beispiel zeigte man mir einen Raum mit zugepackten Kartons voller teurer Laborgeräte. Eine Spende aus Großbritannien, hieß es. Das Problem war, dass die versammelte Hightech seit zwei Jahren nicht angeschlossen werden konnte, weil sie nur bei einer Raumtemperatur von unter 24 Grad funktionierte. Aktuell waren es kuschelige 35. Eine Klimaanlage gab es nicht, weil die Stromversorgung dafür nicht ausreichte. Eine schöne Allegorie der modernen Entwicklungshilfe.

Auf meinen Streifzügen durch die Kreißsäle der Welt reifte der Entschluss, für eine Zeitlang selbst im Ausland arbeiten zu wollen. Zu diesem Zeitpunkt war mein Berufsanfänger-Idealismus längst zusammengeschrumpft wie ein Supermarktbasilikum auf der Fensterbank. Stattdessen wuchsen meine Zweifel, ob das alles so richtig läuft mit der Geburtshilfe in Deutschland. Eine Kaiserschnittrate von 30 Prozent: Ist die notwendig? Läuft hier was falsch? Machen wir es uns selber kompliziert? Und wie kommen Kinder in anderen Ländern auf die Welt? Als ich dann noch in die Phase akuter Überlastung geriet, in dieses fatale Flirten mit dem Burn-out, das ich auf S. 132 beschrieben habe, war es dann so weit.

Ich beantragte zwei Monate unbezahlten Urlaub und machte erst mal zwei Wochen Strandferien – nur raus aus dem Hamsterrad. Danach begann ich meinen Einsatz in einem Geburtshaus auf Madagaskar. Ich hatte noch zu Hause von einer deutschen Hebamme vor Ort erfahren, die ausgewandert war und ein Gesundheitszentrum gegründet hatte, wo sie nicht nur Geburtshilfe leistete, sondern auch dortige Hebammen ausbildete.

Madagaskar ist auch heute, 2019, bitterarm, zwei Drittel der Menschen leben in extremer Armut, jeder Dritte ist unterernährt, jeder Zweite hat keinen Zugang zu sauberem Trinkwasser. Die Analphabetismusrate liegt bei 29 Prozent, entsprechend dürftig ist die medizinische Ausbildung. Die Insel hat eine der höchsten Säuglings- und Müttersterblichkeitsraten der Welt.

Auf Madagaskar dauert es ewig, um von A nach B

zu gelangen – für die Geburtshilfe, insgesamt für die medizinische Versorgung ein Riesenproblem: Wenn die Frauen Wehen bekamen, mussten sie den Moment sehr genau abpassen, ehe sie sich zu uns auf den Weg machten. Waren die Wehen zu stark, konnten sie den langen Fußmarsch nicht bewältigen, gingen sie zu früh los, hieß das, dass sie womöglich lange vor der Zeit bei uns ankamen, ohne dass etwas passierte – sie fehlten dann zu Hause in ihrem Dorf.

Es fuhren Busse auf den Hauptstraßen, aber zur Haltestelle waren es für viele ebenfalls ein, zwei Stunden Fußmarsch. Hochschwanger, mit Wehen und meist mit der Großfamilie im Schlepptau. Kurzum: Wahnsinn.

Das Geburtshaus, an den slumartigen Ausläufern der Hauptstadt Antananarivo – von allen nur Tana genannt – gelegen, war gut ausgestattet. Es gab keinen OP, aber immerhin fließendes, sauberes Wasser, konstanten Strom und neben vielen lebensrettenden Medikamenten und Geräten sogar einen topmodernen Ultraschall.

Aber weil der Andrang immer hoch war und weil wir zur Schwangerenvorsorge auch durch die Dörfer fuhren, musste vieles mit den Händen geschehen: Mir ging es ein wenig wie dem Schriftsteller, dem der Rechner weggenommen wird, oder dem Fotografen die Digitalkamera. Konnte ich das noch, fragte ich mich. Das reine *Hand*werk? Vor meinem ersten Tag lag ich nachts auf meinem Stockbett in meinem Hostel und war nervös wie vor der Führerscheinprüfung.

Aber es ging – gut sogar. Mit den Leopold-Handgriffen nach dem Kind tasten, Bauchumfang messen, Hörrohr ansetzen. Schon nach wenigen Tagen waren die alten Techniken wieder vertraut, mein Vertrauen in mich und mein Können wieder gewachsen, und viele Hilfsmittel aus Deutschland kamen mir wie Firlefanz vor (stimmt natürlich nicht ganz, eine innere Fehlbildung etwa wird man nie ertasten können).

Weil die Kollegin ein so genanntes Gesundheitsbasiszentrum aufgebaut hatte, kümmerten wir uns nicht nur um Schwangere, sondern zusammen mit einem lokalen Allgemeinmediziner um alles Mögliche: um Patienten mit Brandwunden, um welche mit Asthmaanfällen und um ein zahnloses Ururgroßmütterchen von 106 Jahren, das an Verstopfung litt. Ich sah tennisballgroße Tumore, nach außen wuchernd und schmerzhaft, »Maximalbefunde«, die man in Deutschland praktisch nie zu Gesicht bekommt, weil Krebs bei uns weit früher erkannt und behandelt wird. Ich sah Zweijährige, die noch nicht stehen konnten, weil sie so mangelernährt waren. Lungenkranke Mütter, die in feuchten Behausungen auf der blanken Erde Kinder zur Welt brachten. Jugendliche mit Knochenverformungen, die durch simple Vitamin-D-Tabletten im Kindesalter hätten verhindert werden können.

Kloß im Hals als Dauergefühl. Die Befriedigung, direkt, unmittelbar zu helfen, und die Verzweiflung darüber, in der kurzen Zeit dennoch nichts ausrichten zu können. Die Menschen begegneten mir mit einer riesigen Herzlichkeit und Dankbarkeit. Ich kenne kein Volk, das freundlicher ist als die Madagassen. Wie oft wurde ich auf der Straße angesprochen: »Merci de nous aider«.

Einfach weil ich weiß war und die Leute sicher waren: Die ist nicht zum Urlaubmachen da.

Überhaupt wurden Dinge anders wertgeschätzt als in Deutschland: Viele Medikamente gab es einfach nicht; der Anti-D-Impfstoff, den man häufig nach Fehlgeburten spritzen muss, damit es bei künftigen Schwangerschaften zu keiner Abstoßungsreaktion zwischen Mutter und Kind kommt, musste eingeflogen werden. Eine Blutkonserve zu erhalten war Glückssache: Die Blutbank hatte am Wochenende zu.

Auch mit den vermeintlich einfachen Dingen musste man haushalten, mit Tüchern, Binden, man überlegte sich, ob man die Frau an einen Flüssigkeitstropf hängte oder ob es auch so gehen würde.

Damit wir uns nicht missverstehen: Wir haben die Frauen hygienisch und mit Würde behandelt, aber wir mussten uns wegen des Materialmangels zwangsläufig die Frage stellen: Was braucht sie wirklich? Ich werde nie die Frau vergessen, die die eine Binde, die ich ihr mitgab, auch noch drei Tage später bei der Kontrolle trug. Die Zellulose war längst durchtränkt. Aber es war die einzige, die sie hatte, in ihrem Dorf gab es keinen Nachschub. Also besser diese tragen, bis es nicht mehr ging, oder keine.

Die Dinge waren, wie sie waren. Bei den Geburten verzogen viele der Frauen keine Miene. Wenn ich an Madagaskar denke, sehe ich bärenstarke Schwangere, die stoisch ihre Schmerzen ertragen. Die ihre Körper wiegen, intuitiv vornübergebeugt, beckenkreisend, in diesem universellen Tanz der Welt, an dessen Ende ein Kind geboren wird.

Am schönsten war, wenn die Mütter nach der Geburt noch mal den langen Weg auf sich genommen haben, zur Nachsorge und zum Wiegen und Baden der Neugeborenen kamen. Dann sah ich sie lachen und ausgelassen sein, bei sich hätten sie das Wasser beschwerlich aus dem Brunnen hieven und abkochen müssen.

Zurück in Deutschland nahm ich unseren Wohlstand plötzlich mit anderen Augen wahr, verachtete mich dafür, Kaffee to go für vier Euro zu kaufen. Ich sah, was wir alles achtlos wegwarfen, diese kolossale Ressourcenverschwendung.

In der ersten Woche nach meiner Rückkehr in die Heimat und an meinen alten Arbeitsplatz entdeckte eine Schwangere einen zehn-Cent-großen Tropfen klaren Fruchtwassers auf ihrer riesigen Binde und wünschte eine neue. Ich sagte, meinen Sie? Nach dem Blasensprung, den sie gerade hatte, würde es jetzt stetig laufen. Sie bestand darauf mit den Worten »Wir leben hier ja nicht in einem Drittweltland.« Ich sagte, stimmt, zum Glück, und schnaufte tief durch. Ich dachte an Madagaskar, das ich vermisste, dann zog ich los, um eine Binde zu holen.

FRUCHTWASSER MARSCH

Über einen Blasensprung vor Publikum

Frau W. trug ein geblümtes Sommerkleid und Espadrilles, das weiß ich noch. Gemächlich ging sie unseren
Klinikgang entlang, mit der Sonnenbrille im Haar und
ihrer Korbtasche sah sie aus, als würde sie zu einer Tiki-
Bar am Strand flanieren statt zu uns an den Kreißsaal-
desk. Sie war schon vier Tage über Termin und kam zur
Kontrolle.

Doch noch war alles ruhig, ihr ging es, abgesehen
von den üblichen Sommerbeschwerden »Beine schwer,
Füße dick« gut, dem Baby ebenso – wir würden weiter abwarten, bis ihr Bauch von selbst das Signal »Alles
muss raus« geben würde. Es war Samstagvormittag, und
wir entließen Frau W. ins Wochenende.

Keine zwei Stunden später war sie zurück, die Augen
rot geweint, fertig mit den Nerven. Ich erschrak und
führte sie direkt in einen der Kreißsäle. »Was ist passiert?« Frau W. schniefte. »Wie in einem schlechten Film
war das.« Sie habe sich gedacht: Sie könne auf dem
Heimweg noch ein bisschen durch die Stadt bummeln,
vielleicht ein paar süße Strampler kaufen. Sie sei schon
an der Kasse gestanden, da habe es ›knack‹ gemacht
und – plätscher, plätscher, plätscher – sei eine Riesen-
pfütze unter ihr entstanden. »Die junge Kassiererin verzog angewidert das Gesicht, das Kleinkind hinter mir
rief: ›Die Frau hat Pipi gemacht‹, alle glotzten mich

an! Und ich bin nur rausgestürmt, und dann musste ich breitbeinig den ganzen Weg hier her watscheln!« Sie streifte sich die patschnassen Espadrilles von den Füßen.

Ich presste die Lippen zusammen. So fühlen sich also Radiosprecher, die einen Verkehrsunfall zwischen Titting und Bumshausen verkünden müssen. Zusammenreißen, Maja, jetzt bloß nicht lachen.

Die Fruchtblase, das muss ich wahrscheinlich nicht erklären, ist jener doppelwandige Ballon, in dem das Baby schwimmt. Wenn die Eihäute, aus denen er besteht, reißen oder »springen«, ist das, als würde man aus der Babybadewanne den Stöpsel ziehen: Der erste Schritt Richtung Geburt ist getan. Reißt die Fruchtblase, ohne dass die Mutter bereits Wehen hat, spricht man vom vorzeitigen Blasensprung, so war es bei Frau W. gewesen (wenn sie in der letzten Phase der Geburt platzt, ist vom rechtzeitigen Blasensprung die Rede). Manchmal kann man ihn sogar hören: Rah-zisch. So in etwa.

Immer wieder werde ich gefragt, ob das denn nicht gefährlich sei, wenn im Bauch plötzlich das Fruchtwasser abgelassen wird. Ist es nicht. Das Baby ist ja rund um den errechneten Termin ausgewachsen und *ready* für das Leben an Land. Außerdem verschwindet das gesamte Wasser nicht auf einmal, sondern es wird von der Plazenta auch noch unter der Geburt nachproduziert. Aber vielleicht kann man es so sagen: Ist die Trennwand zwischen Mutter und Kind erst mal weg, gibt es – zumindest zu diesem Zeitpunkt der Schwangerschaft – kein Zurück mehr.

Platzt die Fruchtblase weit vor Termin, ist das schon komplizierter. Durch Schonen und engmaschige Überwachung von Mutter und Baby kann man oft noch einige Tage, wenn man Glück hat: Wochen, überbrücken. Wie lange das so geht, bis der Körper Wehen auslöst oder durch die Öffnung zur Außenwelt eine Infektion entwickelt und das Kind geboren werden muss, kann man nie genau vorhersagen. Noch kann leider kein Brutkasten der Welt die Schwerelosigkeit in der Fruchtblase simulieren. Den Frühchen fehlt das Schwimmen im Ballon, wo sie ihre Muskeln leicht bewegen können und wo sie durch Schluckbewegungen die Lunge mit Flüssigkeit füllen, damit diese wachsen kann. Die Versorgung über Schläuche, die hohe Temperatur in den Inkubatoren – das alles sind nur Annäherungen an den mütterlichen Bauch.

Zurück zu Frau W., die immer noch ganz aufgelöst war. Hatte ich ihre Reaktion anfangs für etwas übertrieben gehalten, sah ich nun ein, dass ihre Lage nicht mit meinem Gefühl von neulich zu vergleichen war, als ich ein Glas Essiggurken im Supermarkt fallen gelassen hatte. Die Hormone, das Gefühl von Fremdheit im eigenen Körper, die Ungewissheit, wie alles ablaufen würde, gerade beim ersten Kind. Dass der Körper unter der Geburt »einfach so« Dinge macht. Und diese Angst vor Kontrollverlust manifestiert sich plötzlich in aller Öffentlichkeit. Schleusen auf, Fruchtwasser marsch.

All das sagte ich Frau W. und versuchte sie zu beruhigen, als die Tür zum Kreißsaal aufging und ihr Mann hereinkam, in größter Sorge: »Schatz, was ist passiert?«

»Die Fruchtblase ist geplatzt«, sagte ich.

»Aber das ist doch gut!«, sagte Herr W. irritiert.

»Bei H&M.«

»Oh!«

Etwa 800 Milliliter sind es im Durchschnitt, die die Frau am Termin verliert. Klingt nicht viel, aber wenn es aus einem herausläuft, fühlt sich schon die Hälfte an wie die Niagarafälle. »Bei uns ist aus gutem Grund alles abwaschbar. Keine Frau kann es halten«, erklärte ich. Je nachdem, wo sich in der Eihaut ein kleines Loch bildet, tritt unterschiedlich viel Fruchtwasser aus: Ist der Riss oben, spricht man vom hohen Blasensprung, dann tröpfelt es vor sich hin, und einen beschleicht irgendwann das Gefühl: Huch, hab ich in die Hose gemacht?

Reißt die Fruchtblase aber direkt über dem Muttermund, das tut sie in Filmen zum Beispiel immer!, und drückt wie bei Frau W. das Köpfchen des Babys schon ins Becken, tritt das Wasser schwallartig aus. Und jedes Mal, wenn das Baby seinen Kopf im Becken bewegt, kann noch mal ein Depot von 200 bis 300 Millilitern nachkommen. Anders gesagt: Läuft bei ihr.

Ich erzählte den beiden noch ein paar Fruchtwasser-Fun-Facts, etwa dass, obwohl das Baby dauernd in sein eigenes Badewasser piesle, dieses aber gar nicht säuerlich nach Urin rieche, sondern ganz neutral, sogar etwas süßlich. Und ich erzählte ihnen von dem Supertrick, den mir mal eine Mutter von vier Kindern verraten hatte: Sie trug nämlich in den letzten Tagen vor ihren Geburten immer eine Babywindel in der Handtasche, die sie zweckentfremden konnte, für den Fall, dass ihre Fruchtblase unterwegs platzte. Clever! Windeln, selbst die ganz kleinen, sind viel saugfähiger als Binden. »Können Sie sich ja für Ihr zweites Kind merken«, sagte ich.

Frau W. wischte sich die letzten Tränen von der Wange und lächelte, und während ich den Wehenschreiber anschloss und ein wenig um sie herumräumte, gab ich noch meine Lieblingsanekdote zum Thema Blasensprung zum Besten, um ihr auch die letzten Schamgefühle zu nehmen und sie in eine gute, optimistische Stimmung zu versetzen. Ich erzählte, wie ein befreundetes Pärchen von mir, Markus und Sonja, kurz vor dem Geburtstermin fein essen gegangen war (das rate ich Paaren immer: dass sie sich noch ein paar schöne Abende machen und sich ablenken sollen, gerade wenn sie schon nah am errechneten Termin oder darüber sind).

Die beiden saßen also bei ihrem Stammitaliener. Als der Kellner mit der Rechnung kam, hielt Sonja inne und blickte mit aufgerissenen Augen umher. Markus fragte, was los sei. Ist was mit der Rechnung? »Ich sitze in einer Pfütze«, flüsterte Sonja. Der Kunstlederstuhl unter ihr war komplett nass. »Ich kann hier nicht aufstehen, niemals!« Was tun? Sie überlegten kichernd, ob ihr Freund sie nicht einfach samt Stuhl aus dem Restaurant tragen oder sie den nassen Fleck am Hintern mit einem Pizzakarton kaschieren könnte.

Jetzt hielt sich Frau W. vor Lachen mit einer Hand den Mund und mit der anderen den Bauch, der munter auf und ab wippte. Sie kriegte sich kaum noch ein. »Und wie ging die Geschichte zu Ende?«, fragte Herr W.

»Die beiden haben den Kellner schließlich gefragt, ob sie zusätzlich zu ihren Spaghetti all'amatriciana auch den Stuhl kaufen könnten. Er rief den beiden dann einfach ein Taxi.«

Frau W. wischte sich eine Träne weg, diesmal vor Lachen, ich zückte ein Taschentuch. »Sehen Sie, wir sind auf alles vorbereitet.«

»FLASCHEGEBEN IST DOCH VIEL MODERNER«

*Über eine Frau,
die nicht stillen wollte*

Sie hatte einen deutschen Nachnamen, aber einen melodischen französischen Vornamen, ich bin mir nicht sicher, war es Estelle oder Claire? Sie sah jedenfalls toll aus, wie eine dieser Superfrauen auf den Werbeplakaten von Banken und Unternehmensberatungen. Sie trug ein dunkelblaues Etuikleid – bestimmt Designer-Schwangerschaftsmode – und Schuhe in waghalsiger Höhe.

Wenn Frauen wie sie zu uns in die Klinik kommen, schaue ich sie mir immer besonders genau an und spüre in mir nach, ob sich da ein Bedauern regt. Vielleicht, denke ich dann, hätte ich mit meinem Jura-Studium auch so ein Leben haben können.

Im Vorgespräch hatte Claire-Estelle gesagt, dass sie auf keinen Fall stillen wollte. Flasche geben, das sei doch extrem praktisch. Und wegen der Arbeitsteilung mit dem Mann auch viel moderner. »Ich will auf Gartenpartys nicht ständig zum Stillen ins Hinterzimmer rennen müssen.« Es war November, und ich fragte mich, welche Gartenpartys sie meinte.

Jeder, wie er mag. Wirklich. Wobei es natürlich zig Gründe gibt, die das Stillen nicht nur gesundheitlich ratsam machen, sondern auch zu einem der faszinierendsten Features, die der weibliche Körper zu bieten hat. Ist es nicht schade, wenn es ungenutzt bleibt?

Brüste sind ein Wunderwerk an Technik, eine Mischung aus mobilem Kühlschrank, unendlicher Lagerhalle und 24-Stunden-Kiosk, der es vermag, jenen weißen Wunderstoff aus Protein und Fett bei Frühchen anders zusammenzumischen und auszugeben als bei fünf Monate alten, properen Kindern. Kein Milchpulver der Welt kann das.

Okay, machen wir uns nichts vor: Wahrscheinlich gehöre ich wie fast alle Hebammen der Still-PR an, kläre ungefragt gerne über Vorteile und Nutzen auf und freue mich auch, dass Stillen wieder so im Trend liegt. Aber eines weiß auch ich: Ich kann niemanden umstimmen, der so fest entschlossen wie Claire-Estelle ist.

Und ich bin auch die Letzte, die den Segen von Ersatznahrung anzweifelt, für Frauen, die einfach keine Wahl haben. Oder die sich wochenlang mit blutigen Brustwarzen herumschlagen und durch den Druck und die Versagensängste am Verzweifeln sind. »Machen Sie sich keinen Kopf«, sage ich in solchen Fällen. Genau dafür wurde die Ersatznahrung erfunden. Was eher selten passiert: dass Frauen es gar nicht erst probieren wollen.

Doch Claire-Estelles Entschluss stand fest. In drei Monaten würde sie einen neuen Job anfangen, »nicht optimal jetzt, ich weiß«, hatte sie im Vorgespräch erzählt. Aber zu dieser Unternehmensberatung habe sie nun mal immer gewollt. »Es muss irgendwie gehen.« Nach dem Kaiserschnitt lag das kleine Mädchen auf ihrem nackten Bauch, zum sogenannten Bonding. Wir lassen das Baby meistens so lange dort liegen, bis es intuitiv zum ersten Mal nach der Brust sucht. Es schmatzt dann und streckt die Zunge raus und schnüffelt und patscht, als wollte es sagen: Wo ist hier die Bar?

Ich hatte mit Claire-Estelle ausgemacht, dass sie ihrer Tochter wenigstens das Kolostrum geben würde. So nennt man die kleine Menge Vormilch, die der Körper vorsorglich für den G-Day angelegt und eingelagert hat, damit die Brüste nicht explodieren, und die oft als nicht-richtige Milch abgetan wird. Dabei ist sie genau das Gegenteil: hochkonzentrierter Stoff, eine Art Energy-drink mit Antikörpern darin. Fand Claire-Estelle irgend-wie eklig. Ich erzählte ihr, dass es einfach nur sehr süß schmecke.

In der Ausbildung haben wir nämlich ein Milchquiz gemacht, die Sommelière war unsere Lehrhebamme, wir mussten blind verkosten und zuordnen: Stutenmilch, Ziegenmilch, Kuhmilch, Menschenmilch, Milchpulver – und Kolostrum.

Letzteres war am einfachsten zu identifizieren. Ein Glas mit einer kleinen Menge eigelbfarbener Flüssigkeit. Ein bisschen Überwindung war beim Probieren dabei, aber das Einzige, das mir damals tatsächlich Würgereiz verursacht hat, und das sage ich nicht, weil ich Mitglied der weltumspannenden Stilllobby bin, war die Ersatz-nahrung. Die schmeckt nämlich gar nicht wirklich wie Milch, weil vieles darin chemisch aufgespalten ist, um das Ganze für Babys verträglicher zu machen.

Fünf Tage nach der Entbindung traf ich Claire-Estelle zufällig im Möbelhaus. Ich war nicht bei ihrer Ent-lassung dabei gewesen, aber als ich sie erspähte, war ich fast sicher: Sie muss direkt vom Krankenhaus hergefahren sein, das Möbelhaus war nicht weit von der Klinik entfernt. Ihre Tochter schlummerte im Maxi-Cosi im Einkaufswagen zwischen Servietten, Etageren und Gläserkartons. Claire-Estelle sah aus wie aus dem Ei gepellt. Als sie mich entdeckte, begrüßte sie mich herzlich. »Ich brauche dringend noch Stühle«, erklärte sie freudig, »wenn mich jetzt im Wochenbett alle besuchen wollen – wo sollen die sich denn hinsetzen?«

Ich lächelte und nickte. »Konnte Ihr Mann nicht...«, wandte ich vorsichtig ein.

»Ach, der ist gerade beruflich so im Stress, und das Möbelhaus liegt ja wirklich auf dem Heimweg«, winkte sie ab.

Einen Tag später stand mein erster Wochenbetttermin bei ihr an. Als ich vor ihrer noblen Dachgeschosswohnung stand und klingelte, machte mir eine andere Claire-Estelle die Tür auf: Jogginganzug, Haare strähnig, in der Küche hatte sich eine wackelige Pyramide aus Geschirr und Fläschchenutensilien gebildet. Es sah aus wie bei fast allen im Wochenbett – nur dass das Chaos auf 200 Quadratmeter statt auf 70 verteilt war.

Ihr Mann sei auf Dienstreise, die Gäste kämen gleich. Wenn das Baby nach dem Füttern einschlafe, müsse sie dringend die Wohnung auf Vordermann bringen. Als ich in der Küche das Fläschchen zubereitete, dachte ich: Das mit der Arbeitsteilung müsst ihr aber noch üben.

»HILFE, DAS KIND KOMMT, ACH NEE, DOCH BLÄHUNGEN«

Über Fehlalarme

Der Mann am anderen Ende der Leitung klang panisch. »Meine Frau hat solche Schmerzen… hören Sie?« Und an seine Frau gewandt: »Schatz, halt durch! Ich hab das Krankenhaus jetzt dran.« Ich hörte ein entferntes Wimmern. »Eigentlich haben wir noch sechs Wochen«, keuchte er hektisch ins Telefon. »Kann es sein, dass es jetzt schon losgeht?«

»Was ist denn passiert?«, fragte ich.

»Na ja, meine Frau war auf dem Klo!«

»Und?«

»Wie soll ich sagen… sie, äh, sie war groß… sie hatte Stuhl… mein Gott, gekackt halt!«

»Ja, und weiter?«

»Sag dem Krankenhaus, ich war groß, und jetzt tut mir alles weh«, hörte ich die Frau hinter der Badtür. Er setzte wieder an: »Also…«

Ich wurde ungeduldiger. »Ja, was hat Ihre Frau denn?«

»Sie sagt, jetzt brennt es am Po.«

»Ihre Frau hatte Stuhlgang, und jetzt brennt es?!«

»Ja.« Nach einer Pause fragte er: »Sollen wir gleich den Rettungswagen rufen?«

Ich schloss die Augen. Ganz ruhig bleiben. »Ich kann Sie beruhigen, es geht noch nicht los, wahrscheinlich sind es Hämorrhoiden, die sind nicht gefährlich fürs Baby.«

Der Mann schrie jetzt, seine Stimme überschlug sich: »Aber es sind ZWILLINGE!« Vielleicht hatte seine Panik doch andere Ursachen, dachte ich.

Ich ging mit ihm alles durch, fragte, ob seine Frau Blutungen habe, einen Fruchtwasserabgang, sonstige Schmerzen – inzwischen war die Badtür offen, und ich wurde Zeuge, wie die beiden ein neues Level an Intimität erreichten. »Dieses verdammte Curry war einfach zu scharf«, hörte ich seine Frau greinen.

»Schatz, wir fahren jetzt in die Notaufnahme«, sagte der Mann.

Nein, bitte nicht.

Ich startete einen neuen Versuch. »Sie haben alles richtig gemacht, gut, dass Sie angerufen haben«, sagte ich zum Mann. »Aber für den Moment reicht warmes Wasser und danach eine sanfte Salbe, zum Beispiel Ringelblumen. Ok?«

»Ok.«

Ich legte auf und sprintete zurück in Kreißsaal 3, die Frau darin war kurz vor den Presswehen.

Ein Hauch von Hysterie lag über der Stadt. Schon zwei Tage zuvor waren in unsere gynäkologische Notaufnahme, ich übertreibe nicht, drei schwangere Frauen gekommen – mit dem Rettungswagen –, weil sie ein Ziehen beim Pinkeln verspürt hatten. Und eine Vierte kam mit dem Taxi, weil sie etwas »Auffälliges« in ihrer Unterhose entdeckt hatte – sie hatte mir den Fotobeweis unter die Nase gehalten. Ich rümpfte jene.

Natürlich sollen Frauen, die sich Sorgen machen, anrufen. Und wenn es sie noch mehr beruhigt, meinetwegen auch vorbeikommen. Das ist immer noch besser, als von Dr. Google die Diagnose »Krebs im Endstadium« zu erhalten.

Aber die Masse an »Laufkundschaft«, von der ein Großteil erfahrungsgemäß wegen Banalitäten kommt, ist für Krankenhäuser wie unseres auch ein Problem. Wir sind eben für Notfälle zuständig. Und entsprechend besetzt. Jeder Hilfe-ich-habe-Blähungen-Fall geht von der Betreuung für die Gebärenden ab oder anderen, die wirklich dringend Hilfe brauchen. Vor allem nachts, wo wir schwächer und mit Bereitschaftspersonal besetzt sind. Und warum kommen die Leute überhaupt nachts? Oft erfahre ich, dass die Probleme schon seit Stunden oder über mehrere Tage andauern. »Gestern hat es mir nicht so gepasst, da war ich auf einem Geburtstag«, sagte mal eine, »und heute tagsüber war mein Mann nicht da, der mich fahren sollte.«

Natürlich ist eine Schwangerschaft ein körperlicher und emotionaler Ausnahmezustand, aber kann es sein, dass vielen Frauen – ich zähle mich da durchaus dazu – ein instinktiver Umgang mit dem eigenen Körper abhandengekommen ist, eine Art Urvertrauen, gerade wenn es um die Verdauung geht? Jedes Glucksen und Ziehen wird gleich pathologisiert. Und dann ist da in einer Schwangerschaft halt auch noch jemand, der die Blase seiner Mutter als Boxsack nutzt.

Der zweite Grund, warum wir mit so viel Laufkundschaft zu tun haben: Viele sehen das Krankenhaus zunehmend als dienstleistende 24-Stunden-Arztpraxis. Haus- und Facharztpraxen sind auch oft überlastet, die

Wartezeiten auf Termine oft lang. Warum da nicht ins Krankenhaus – die haben immer offen und müssen sich kümmern.

Was mich aber wirklich ratlos und bisweilen auch wütend macht: die Leichtfertigkeit, mit der ein Rettungswagen geholt wird. Viele scheinen zu glauben, ihnen stünde es einfach auch mal zu, mit Blaulicht durch die Stadt zu brettern. Nach dem Motto: cool, ein kostenloses Taxi, das schnell durch den Berufsverkehr kommt und einem ein Entree garantiert, mit dem man sofort drankommt.

Klar könnten wir – quasi als erzieherische Maßnahme – bei drastischen Fehlalarmen den Wisch zur Kostenübernahme einfach nicht abzeichnen. Aber das zieht einen Rattenschwanz an Formularen und Begründungen nach sich, warum der Rettungswagen nicht notwendig war, dazu fehlt zumindest mir in solchen Nächten oft die Zeit; außerdem bezahlen die Krankenkassen bei schwangeren Frauen tatsächlich fast immer, so dass wir es am Ende dann doch meist unterschreiben.

Da fällt mir die Geschichte von Frau L. ein, die während der letzten Fußball-EM bei uns war. Ich weiß das noch genau, weil während des Deutschlandspiels gähnende Leere in unserem Wartebereich herrschte. Wir machten noch Witze auf der Station und waren uns sicher, dass es exakt eine halbe Stunde nach Spielende wieder losgehen würde. Übrigens: Auch an Sonntagen mit Bombenwetter sind die Beschwerden immer recht gut auszuhalten.

Frau L. war eine der Ersten, die kam. Ebenfalls mit dem Rettungswagen. 19. Woche. Sie sagte, sie spüre ein Ziehen. Ihre Schmerzen waren ziemlich diffus, »hier links, also nee, mehr rechts, manchmal auch da oben«, erklärte sie kichernd, so richtig lokalisieren konnte sie es nicht.

Wir machten also das volle Programm: füllten die Verwaltungsformulare aus, erstellten eine Anamnese, gingen mit ihr den Schwangerschaftsverlauf durch, kontrollierten den Urin, maßen die Vitalzeichen und machten zuletzt noch einen Ultraschall, als sie ganz nebenbei fragte: »Was wird es denn jetzt eigentlich?«

Doktor P., von dem ich weiß, dass er ein großer Fan von Sherlock Holmes mit Benedict Cumberbatch ist, roch sofort Lunte: »Sind Sie in Wahrheit deswegen hier?«, fragte er.

»Na ja«, hob Frau L. schamesrot an, »beim letzten Frauenarzttermin ist nix zu erkennen gewesen. Jetzt sind gerade meine Eltern zu Besuch, es wäre so schön, es jetzt verkünden zu können.«

»Na, da können Sie ja froh sein, dass es uns und Ihrer Tochter gerade passt«, sagte der Arzt süffisant, und ich konnte ein Grinsen nicht unterdrücken.

»MERCIII, DASS ES DICH GIBT«

DASS ES DICH GIBT«

Über Dankbarkeit

»Hast du vielleicht was Süßes? Ich kipp gleich um.«
Meine Cousine Manu hatte vor drei Monaten ihr Kind
bekommen, inzwischen war sie auf Besuchstour, und
so stand sie neulich Nachmittag, als ich gerade meinen
Nach-der-Nachtschicht-Schlaf beendet hatte, vor meiner Tür, mit ihrer Wickeltasche, dem friedlich schlum-
mernden Kilian im Arm und einem Unterzucker im Blut,
der sofortiges Handeln erforderte.

»Du hast die Wahl zwischen *Merci Finest Selection 250g*,
Merci Helle Vielfalt und *Merci Große Vielfalt 400g*«, sagte
ich auf dem Weg in die Küche. Ich hielt drei Packungen
hoch.

Manu zeigte auf die größte. »Das ist ja krass, kriegt
ihr echt so viel geschenkt?«, fragte sie mampfend beim
Übergang von den lilanen zu den grünen Riegeln.

»Tatsächlich oft Merci, meistens sind es doch eher
Karten.«

»Oh weh. Wir haben für den Kilian immer noch keine
verschickt. Hast du vielleicht ein paar da? Dann könnte
ich mich etwas inspirieren lassen.«

Den Rest des Nachmittags verbrachten wir auf meinem Bett, vor uns die Schuhschachtel mit Dankeskarten,
die mir Eltern nach der Geburt ihres Kindes geschickt
hatten. Wir verglichen Textbausteine, Schriftarten, Art
der Babyfotografie sowie abgefahrene Vornamen, die

wegen der *Ochsenknecht'schen Reihung*, über die ich im Kapitel Vornamen (S. 69) schon mal geschrieben habe, in manchen Fällen so lang waren, dass das komplette Layout ruiniert war. Sollte man sich halt auch überlegen, bevor man sein Kind *Jeremy Pascal Klaus Ernst Schulte-Brandmüller* nennt. Unbedarfte Empfänger einer solchen Karte könnten auch auf den Gedanken kommen, es wäre nicht ein Baby, sondern zwei geboren worden.

Dankeskarten sind ein bisschen wie die Ballons mit Grüßen für das Brautpaar, die man bei Hochzeiten steigen lässt: Eigentlich rechne ich nicht mehr mit ihrem Eintreffen. Meine Arbeit ging schließlich nicht weit über den Startschuss des Lebenslaufs dieser kleinen Menschen hinaus. Und bei durchschnittlich fünf Geburten pro Tag in unserem Krankenhaus erinnere ich mich nicht an jede genau.

Umso mehr freue ich mich dann, wenn uns zwei, drei Monate später eine Karte erreicht und ich sehe, dass aus den zerknitterten roten Bohnen längst supersüße Michelin-Männchen und -Weibchen geworben sind. Auch wenn ich nie verstehen werde, warum Babyfotografen die Säuglinge unbedingt in künstliche Nester, mit Fellen ausgelegte Krippen und Körbe mit grobmaschigen Strickschals legen wollen. Den Kopf gestützt auf die eigenen Hände oder Unterarme, ein Stirnband mit XXL-Schmetterling um den Glanzkopf. Es muss ja keine volle Windel mit drauf, aber doch ein bisschen weniger Anne Geddes und etwas mehr Realismus wären mal eine gelungene Abwechslung.

Mir fiel die Karte von Frau S. in die Hände. »Das

ist eine meiner Liebsten«, erklärte ich Manu. Frau S. hatte unter dem HELLP-Syndrom und einer schweren Präeklampsie gelitten, das sind seltene, aber sehr schwerwiegende Schwangerschaftserkrankungen. Die Symptome – hoher Blutdruck, extreme Wassereinlagerungen, Funktionsstörung wichtiger Organe sowie der Blutgerinnung – können lebensbedrohlich für die Mutter und dadurch auch für das Kind werden. Ist die Frau jenseits der 34. Schwangerschaftswoche, wird oft die Geburt eingeleitet, so auch bei Frau S., die in der 36. Woche war.

Selten hatte ich mich bei einer Geburt so hilflos gefühlt: Wegen der Blutgerinnungsstörung durfte sie keine PDA und wegen der Frühgeburt auch kein anderes Schmerzmittel bekommen, also keines, das wirklich Erleichterung verschafft. Zudem sind eingeleitete Geburten per se oft schmerzhafter als natürliche. In die Wanne konnte Frau S. auch nicht, da sie durch die Erkrankung stark geschwächt war. Ich konnte also so gut wie nichts tun, um ihr die Geburt zu erleichtern.

Frau S. greinte und schrie, Stunde um Stunde, es war qualvoll. In einer Wehenpause wimmerte sie kraftlos: »Ich will einfach nur sterben.« Ich werde das nie vergessen, Frauen sagen ja die krassesten Dinge unter Schmerzen, aber dieser Satz ließ mich schaudern – auch weil ich wusste: Er könnte sich bewahrheiten. In diesen angespannten Stunden, in denen ich den Kreißsaal nicht verließ und ausschließlich sie betreute, redeten ihr Mann und ich ihr mantraartig zu: »Gib nicht auf. Du schaffst das. Wir wissen, dass du das schaffst.« Ich weiß nicht, wie oft wir diese Sätze gesagt haben ... 200, 300 Mal?

»Was steht denn nun auf der Karte?«, fragte Manu.

»Liebe Frau Böhler, der Tag, an dem ich dachte, ich muss sterben, war der Tag, der mir die meiste Kraft gegeben hat. Und das ist auch Ihr Verdienst. Danke. Ihre Natalie S.« Weil Manu jetzt eh schon am Heulen war, zeigte ich ihr dann auch noch die Karte, die mir die Eltern des kleinen Felix schickten, der Totgeburt, von der ich auf S. 81 erzählt habe. »Wir haben immer noch einen schweren Weg vor uns, aber Sie haben uns eine erste Richtung gezeigt.«

Manchmal vergesse ich, was für ein Privileg es ist, jemandem in schweren Stunden wirklich helfen zu können. Und wie schön es ist, dafür mehr zu bekommen als Geld. Wie wertvoll und bleibend so ein Danke doch ist. (Das gibt natürlich Krankenhäusern und dem Gesundheitswesen trotzdem kein Recht, Pflegeberufe nicht fair zu bezahlen!)

»Hey, sollte man sich nicht öfter bei anderen bedanken?«, sagte ich nachdenklich zu Manu. »Zum Beispiel meine Zahnärztin neulich: Die hat mich so gut beraten, und die Behandlung war top – dabei hatte ich solche Angst vor dem Termin.«

»Du kannst ihr ja mal eine Packung Merci vorbeibringen – da freut sie sich sicher!«

BITTE HIER ENTLANG ZUR P.U.S.S.Y.

Über Schamhaarfrisuren und Tattoos

Der Mann, der Frau W. begleitete, war auf eine fast schon klischeehafte Weise zwielichtig. Er hatte ein Boxergesicht, die Haare voller Gel, war ganz in Schwarz gekleidet und überzeugt breitbeinig. Als sich Frau W. für eine Untersuchung freimachte, dachte ich: Die beiden haben sich vielleicht einfach im Knast kennengelernt. Denn Frau W.s riesige Tattoos hatten verwackelte Außenlinien, waren teergrau und nicht gerade von einem Virtuosen seines Fachs gestochen: Auf ihrem Rücken prangte ein Rosen-Pistolen-Ensemble, auf der Vorderseite rechts und links vom Bauchnabel zwei Handschellen. Das Beste kam zum Vorschein, als Frau W. ihren Tanga auszog: Da stand in schöner Schreibschrift auf glatt rasierter Scham: P.U.S.S.Y. Ein Hinweis für alle Ortsunkundigen!

»Ich war extra noch mal beim Waxing, meine Schwester hat ein Studio«, sagte Frau W. und zwinkerte.

»Rasieren müssen wir eigentlich nur beim Kaiserschnitt, aber so sind wir ja für alle Fälle gerüstet«, sagte ich. »Fälle mit ä, nicht e«, schob ich noch nach. Frau W. kicherte.

Ich weiß nicht, ob ich es schon mal erwähnt habe, aber im Zweitberuf bin ich Schamhaarbarbierin. Leider ist mein Equipment bescheiden, ich hab nur Einmalrasierer mit einfacher Klinge zur Verfügung, und Rasier-

175

schaum gibt es auch keinen (hier bitte an das Geräusch von Eiskratzern auf zugefrorener Autoscheibe denken).

Dafür ist der Service steril, liebevoll und gratis – er steht vor jedem Kaiserschnitt an. Das Gute ist: Die Frauen sehen das Ergebnis nicht, ihr riesiger Bauch verdeckt meine Mäharbeit in ihrem Vorgarten.

Egal ob Intimbereich oder jede andere Körperstelle, an der operiert wird: Es wird vorher rasiert, denn Haare kann man nicht gut desinfizieren, und der OP-Bereich soll zudem übersichtlich und frei sein. Und spätestens, wenn die Frauen das Pflaster von der Kaiserschnittnarbe lösen, sind sie dankbar, dass nichts mehr darunter ist, was ziept.

Doch anders als bei OPs an den Armen oder am Kopf glauben viele, sichtbare Schamhaare seien heutzutage erklärungsbedürftig. Die Frauen entschuldigen sich regelrecht bei mir: »Ich hab's leider nicht mehr geschafft, mich zu rasieren.«

Ja, warum auch? Und vor allem: Wie? Da ist ein kleiner Baby-Planet auf deine Vorderseite gespannt! Neulich hatte ich eine Zwillingsmutter, die zeigen wollte, wie super vorbereitet sie ist, zwischen Bauchnabel und Venushügel war kein Härchen mehr zu sehen. »Wie haben Sie das denn mit dem Riesenbauch hingekriegt?«, fragte ich beeindruckt. Sie blickte verliebt ihren Partner an, er grinste stolz. Awww, Relationship Goal!

An Schamhaarfrisuren sehen wir in der Klinik natürlich alles. Von *full bush* bis Intimglatze – alles dabei, wobei mein Eindruck ist, dass die ganz kahlen Zeiten vorüber sind. Auch die schablonenhaften »Landing Strips« und die superakkuraten Dreiecke sieht man weniger. Den *full bush*, also die natürlichste Form, »trauen« sich aber auch nicht viele. Wahrscheinlich haben sie zu viele Höhö-Heckenschere-Witze gehört, und es hat einfach Spuren hinterlassen, dass es vor zwanzig Jahren ungefähr zwei Produkte zum Rasieren bzw. Haarentfernen gab und heute jede Frau im Drogeriemarkt von einem Viermeterregal angeschrien wird: Kümmere dich um deine Intimfrisur!

Das hat dazu geführt, dass die Frauen sich heute regelrecht schuldig fühlen, überhaupt Schamhaare zu besitzen. Der Glatzenfraktion ist es besonders unangenehm, dass während der Schwangerschaft »da« jetzt wieder was sprießt. Viele haben seit Jahrzehnten kein Härchen mehr auf ihrer Vulva gesehen und müssen sich nun auf ein Wiedersehen mit der nervigen Verwandtschaft einstellen, die auch noch länger bleibt als gedacht: Oh mein Gott.

Wir unterbrechen kurz für eine medizinische Durchsage: Die Haare haben eine wichtige Funktion für den Körper. Sie schützen vor Reibung und vor Keimen. Der Eindruck mag sein, Schamhaare seien unhygienisch, durch sie »rieche« der Geschlechtsbereich mehr, aber das Gegenteil ist der Fall: Keime bleiben im Busch hängen, so gelangen sie nicht ins Innere des Körpers. Und das ist während der Schwangerschaft sowieso anfälliger für Infekte: Der pH-Wert der Scheidenflora ist durch die Hormonumstellung höher, die Muskulatur aufgelockert. Deswegen bekommen viele Frauen auch eher Harnwegsinfekte und Pilze. Im schlimmsten Fall können diese zu vorzeitigen Wehen führen und die Geburt in Gang setzen. Wenn man dieses Risiko lieber in Kauf nimmt, um dafür aber bis zum Schluss sex frisiert zu sein, bitte. Andernfalls: Let it grow.

Frau W. bekam ihre kleine Tochter dann wenig später spontan, ich sehe mich noch halb unter ihr auf dem Rücken liegen, während sie auf der Bodenmatte hockte. Meine Finger in ihrer Vagina, um die Öffnung des Muttermunds zu ertasten, die Stimme des Boxerfreundes aus dem Off, der seine Freundin mit den Worten »Los, Schatzi, du schaffst das! Hau es raus!« zu Höchstleistungen trieb, der Schriftzug P.U.S.S.Y. seitenverkehrt über mir, und ich dachte mal wieder, was für einen unglaublichen Job ich doch habe.

»DAS KIND MUSS RAUS«

Über Sprache in der Geburtshilfe

Muss eine Geburt schön sein? Diese Frage wurde neulich vor dem Hintergrund des Hebammenmangels in der *SZ* diskutiert. Ich habe das mit großem Interesse gelesen. Was ich mit Sicherheit sagen kann: Eine Geburt ist leider nicht immer schön. Viele Frauen empfinden sie sogar als richtig traumatisch. Und das bricht mir dann das Herz.

In meiner Ausbildung begleitete ich eine Geburt, die bis heute eine Art So-nie-wieder-Blaupause ist, die mich antreibt. Die Frau war erst 21 und vollends überwältigt, was da mit ihr unter der Geburt passierte. Ich sehe noch heute ihre aufgerissenen Augen vor mir, ihre blonden Locken, ihre weißen Fingerknöchel, mit denen sie sich am Kreißsaalbett festklammerte. Während sie lautstark mit den Wehen kämpfte, werkelten nacheinander drei verschiedene Ärzte zwischen ihren Beinen herum, um herauszufinden, warum das Kind nicht kam.

Sie nörgelten, die Frau solle mal richtig mitmachen. »Sie bekommen ein Kind, aber Ihrem Geschrei nach zu urteilen, sind Sie selbst noch eines.« Hatte die Ärztin das gerade wirklich gesagt? Die junge Frau schniefte eingeschüchtert.

Nachdem sie schon eine gefühlte Ewigkeit mit aufgeblasenen Backen und wie ein hilfloser Maikäfer auf dem Rücken auf die Kommandos der Hebamme hin gepresst hatte, war der Kopf des Kindes etwas zu sehen, aber die Herztöne des Kindes verschlechterten sich. Alle wurden hektisch und redeten noch lauter. Aber mehr unterein-ander als mit der Frau.

Die Ärzte beschlossen zu »kristellern«. Bei dem soge-nannten Kristellermanöver (es klingt nicht umsonst nach Militär) wird von außen Druck auf die Gebärmut-ter ausgeübt, in der Hoffnung, dadurch das Baby »anzu-schieben«. Eigentlich ganz sachte mit den Händen. In der Praxis meistens, indem sich der Arzt auf den Bauch der Schwangeren legt oder gar mit dem Ellenbogen Druck ausübt. Diese Methode ist für die Frau äußerst unangenehm und oft auch für den Partner schwer mit anzusehen: Neun Monate war diese heilige Kugel zu schützen, und jetzt legt sich ein Arzt quer drüber? What?

Die Frau schrie wie am Spieß, ihre Mutter, die im Kreißsaal dabei war, ebenso: »Mein Kind stirbt, mein Kind stirbt!« Panik erfasste nun auch mich, die ich ja nur am Rand stand und der diensthabenden Hebamme zusah. Ich versuchte, beide Frauen zu beruhigen, »Alles wird gut, die Kollegen wissen schon, was sie tun«, sagte ich, aber ganz sicher war ich mir ehrlich gesagt nicht.

Als das Kind nun immer noch nicht von alleine raus-rutschte, wurde die Saugglocke angesetzt. Der Arzt zog daran und schnitt schließlich erst auf der einen und dann – ich traute meinen Augen kaum – noch auf der anderen Seite in den Damm. Zack, mit einem Schwall Blut kam das Baby schließlich. Ich verließ wortlos den Raum und kotzte heulend ins Personalklo. Nicht, weil ich kein Blut sehen konnte, sondern weil das einfach das Brutalste war, das je vor meinen Augen mit einer Patientin gemacht wurde. Dabei, und dieser Punkt ist mir wichtig, war nicht nur die Intervention traumatisch – schnelles Handeln kann ja manchmal erforderlich sein –, sondern der Umgang und die Kommunikation. Letztere hatte nämlich nicht stattgefunden.

Als ich wiederkam, war nur die Ärztin, die die Frau nähte, noch da. Keine Freude, nur leises Schluchzen erfüllte den Raum. »Es hat so schrecklich wehgetan«, sagte sie mit ihrem Baby im Arm und tat mir so unendlich leid.

»Ich weiß«, sagte ich und streichelte sie.

Sprache ist so wichtig in der Medizin, sie bestimmt die Wahrnehmung des Patienten. Wie reden wir also mit den Frauen? Sagen wir in Notsituationen panisch »Schnell, das Kind muss raus!« und degradieren die Frau damit zu einer defekten Hülle, die ihrem Baby schadet? Sagen wir Suggestivsätze wie »Sie wollen doch auch, dass es Ihrem Kind gut geht«, die einer Erpressung gleichkommen: Wenn du nicht zustimmst, bist du keine gute Mutter.

Es fängt schon an, wie viel Augenhöhe wir wählen, wenn wir mit den Frauen sprechen. »Was hockst du denn immer auf dem Boden«, hat mal ein junger Arzt zu mir gesagt, nachdem er mich mit einer Schwangeren in einer Wehenpause am Boden sitzen sah. Ich erzählte ihm dann, wie oft ich nach der Visite, wenn alle Kittelträger aus dem Zimmer gegangen sind, von den Frauen gefragt werde, was das denn jetzt eigentlich bedeutet hat, das Kind sei »stabil«? Oder das CTG sei »suspekt«?

Einfache Fragen, die die Frauen vom Krankenbett aus mit Blick auf die vielen Augenpaare über ihnen nicht zu stellen wagen.

Über Hebammen heißt es oft, sie gerieren sich als beste Freundinnen der Frauen. Ich glaube stattdessen, viele im Krankenhaus – Ärzte genau wie Pflegekräfte – vergessen manchmal, dass sie es mit echten Menschen zu tun haben, mit Menschen in Ausnahmesituationen. So viele Nackte, so viele dysfunktionale Körper, so viele »Fälle«. Ja, mag sein: Ich behandle jede Frau, wie ich eine Freundin behandeln würde, das habe ich so beigebracht bekommen. Aber auch jede Freundin wie eine ganz normale Frau.

Was die richtige Wortwahl angeht, lerne ich noch immer viel von meinem Chef. Frau P., die neulich bei uns war, war ein ganz ähnlicher Fall wie die 21-Jährige damals in meiner Ausbildung. Auch hier »musste das Kind raus«, aber wir sagten es der Frau so nicht. Stattdessen kam der Chef rein und machte erst mal seinen üblichen Vorweihnachtsspruch (»Ich bin leider nicht der Nikolaus«). Etwas panne, aber es tat seinen Dienst: Die Frau lächelte, trotz Geburtsstillstand und Unsicherheit.

Dann wählte er folgende Formulierung: »Ihr Baby möchte bald geboren werden, es zeigt auch ein bisschen Stress. Wir würden Ihnen beiden jetzt mit einem unserer Hilfsmittel helfen. Ihnen wird nichts passieren. Ihrem Kind wird nichts passieren. Ich erkläre Ihnen einfach jeden Schritt, und wir schaffen das gemeinsam.« Das nahm Frau P. alle Angst, die sie hatte. Es hatte nicht viel länger gedauert, es auf diese Weise zu erklären.

Währenddessen hatten meine Kollegin und ich alles zügig, aber geordnet vorbereitet.

Schließlich kam die Geburtszange zum Einsatz, auch so ein Wort. Was stellt man sich darunter vor? Ein scharfkantiges Monstrum? In Wahrheit ist es nicht viel größer als das Spekulum, das jede Frau von der Routineuntersuchung beim Frauenarzt kennt. Es sieht aus wie ein filigranes Salatbesteck. Oder wie das, womit der Bäcker die süßen Teilchen aus der Vitrine holt. Wir im Krankenhaus sagen übrigens nicht Zange, sondern Löffel. Denn auf einen Löffel legt man was und zerrt nix raus. Macht doch einen Riesenunterschied in der Wahrnehmung, oder?

Am Ende lag das süße Teilchen von Frau P. in ihrem Arm. »Danke, dass Sie Max auf die Welt gebracht haben«, sagte sie erschöpft, aber erleichtert. Mein Chef und ich antworteten unisono: »Nein, den haben Sie auf die Welt gebracht, wir haben nur etwas geholfen.«

»SCHWANGERE DÜRFEN KEINE KETTEN TRAGEN. WHAT?«

Über Aberglauben im Kreißsaal

Als ich hörte, dass die Frau mit Wehen in der 3 schon ihr zehntes Kind bekam, wusste ich, ich würde es pünktlich zum Tatort nach Hause schaffen. Diese Geburt würde in Rekordzeit gehen. Überraschend war nur, dass der Mann, der die Frau begleitete, sich eher auf einen 18-Stunden-Marathon einzustellen schien. Warum? Er hatte doch schon neun Kinder Erfahrung? Während seine Frau in Riesenschritten auf die Presswehen zusteuerte, trug er in aller Ruhe einen geheimnisvollen Karton in den Kreißsaal und setzte sich auf den Wannenrand.

Er öffnete ihn andächtig, nahm ein kleines Päckchen heraus, das mit Butterbrotpapier umwickelt war, befreite es aus seiner knisternden Verpackung. Aus dem Augenwinkel – ich kniete gerade neben seiner Frau auf einer Matte und massierte ihr den Rücken – sah ich, wie eine Schlumpffigur zum Vorschein kam, die er auf dem Beistelltisch neben dem Bett platzierte. Dann nahm er das nächste Päckchen, packte es seelenruhig aus, ein weiterer Schlumpf. Er stellte die Figuren in Reih und Glied auf, und als seine Frau schließlich zum großen Finale blies, standen da, ich übertreibe nicht, dreißig Schlümpfe.

Folgende Fragen beschäftigten mich: Konnte es sein, dass die Frau gleich einen Schlumpf gebar? Hat dieses Ritual bei allen neun Kindern davor auch stattgefunden? Würden die beiden mit dem Kinderkriegen weitermachen, bis die Größe der Schlumpfpopulation erreicht war? Und stand hier womöglich ein Vermögen? In meinem Kopf lief der fiktive Audioguide zur Schlumpfausstellung: »Sie sehen hier einen von nur fünf Schlümpfen weltweit mit drei Nasenlöchern. Dieses Exemplar verdankt seinen heutigen Sammlerwert von 2,8 Millionen Euro einem Fehler beim Programmieren der Kunststoff-Spritzmaschine.«

Der Mann riss mich aus meinen Gedanken, anscheinend war mein erstaunter Blick auf die blaue Garde nicht zu übersehen gewesen. »Das sind einfach Glücksbringer«, sagte er zufrieden. »Damit meine Maus auch diese Geburt gut schafft.« Die so Genannte lächelte gequält. Dann kam das Kind.

Glauben und Aberglauben sind ständige Begleiter in der Geburtshilfe. Außer Voodoo habe ich schon alles gesehen: Altarartige Aufbauten von Engelkarten, Räucherstäbchen im Kreißsaal (eine Frau kiffte heimlich sogar mal, aber das ist eine andere Geschichte), Marienbildchen unterm Kopfkissen und mein Favorit: die Glücksunterhose: »Darf ich mich noch mal umziehen?«, hatte mich eine Frau mal gefragt, die mit heftigsten Wehen in den Kreißsaal kam und bei der, ähnlich wie bei der Schlumpffrau, klar war, dass das Kind innerhalb der nächsten Stunde kommen würde. »Ich habe extra den Slip mitgebracht, den ich in der Nacht anhatte, als wir ... Sie wissen schon.« Dabei sah sie verliebt ihren Freund an. Ich sagte nur: »Ein Glücks-BH wäre praktischer gewesen, aber wenn's hilft ...«

Solange die Menschen Kraft für die Geburt aus ihrem

Glauben und Aberglauben ziehen, ist mir alles recht. Wobei ich das Fragezeichen im Gesicht des Arztes nie vergessen werde, der hereinkam und feststellte, dass die Schwangere, die unmittelbar vor den Presswehen stand, untenrum nicht nur nicht frei war, sondern einen ziemlich verruchten Spitzentanga trug.

Was nicht ganz so lustig und manchmal regelrecht gefährlich ist, sind dagegen Schwangerschaftsmythen und Ammenmärchen: Es gibt so viele – selbst ich höre immer wieder neue. Die meisten sind nur eine perfide und antiquierte Art, Frauen zu verunsichern. Im Urlaub hat mich eine Yoga machende Frau am Strand gefragt, ob man in der Frühschwangerschaft wirklich keinen Kopfstand machen dürfte. Angeblich führe das zu Fehlgeburten. So ein Quatsch.

Manche Ammenmärchen sind Überbleibsel einer Zeit, in der Frauen zum Nachwuchsbereitstellen da waren und dafür haftbar gemacht wurden, wenn etwas schiefging. Dieses Exemplar zum Beispiel: Wenn man in der Schwangerschaft Ketten trägt oder Walzer tanzt, dreht sich das Kind in Beckenendlage oder noch schlimmer: bekommt eine Nabelschnurumschlingung. Ja klar. Nach dem Motto: Du hast in der Schwangerschaft deine Reize mit unsittlichem Geschmeide und Tänzen betont, jetzt ist dein Kind tot. Diese Art von Mythen kursiert noch immer, es ist unglaublich.

Auch schön: Schwangere sollen keine Zeitung lesen. Es herrschte früher der Gedanke vor, dass Stress und Belastendes in der Schwangerschaft zu meiden seien. Was ja auch stimmt. Aber Zeitungslektüre ist nun wirklich nicht das Problem in einer Zeit, in der Frauen bis kurz vor der Niederkunft arbeiten und oft parallel dazu eine größere Wohnung und eine Großstadtkita suchen müssen. 2019 müsste dieses Ammenmärchen eh anders lauten: Schwangere dürfen keine Beschwerden googeln. Das wäre wahr *und* sinnvoll.

Und dann gibt's noch den Klassiker: Wer viel Sodbrennen in der Schwangerschaft hat, bekommt ein sehr haariges Kind. Wenn das wirklich stimmen würde – was machen dann all die süßen Glatzköpfe auf unserer Station? Schließlich hat fast jede Frau Sodbrennen in der Schwangerschaft. Der Bauch drückt von unten gegen den Magen, dieser schließt nicht mehr richtig, zack, rülps, bäh.

Gerne wird auch im Nachhinein auf die Richtigkeit des Ammenmärchens hingewiesen: Kommt also ein kleines Monchichi zwischen den Beinen seiner Mutter hervor, sagt bestimmt eine werdende Oma: Schatz, du hattest doch öfter mal Sodbrennen.

Neulich waren Herr und Frau F. bei uns, die sich beim vierten Kind überraschen lassen wollten und nicht wussten, ob es ein Junge oder ein Mädchen wird, das kommt höchstens bei einem von hundert Elternpaaren vor. Es folgte eine Sternstunde der Geburtshilfe-Astrologie: In kürzester Zeit fanden sich einige ältere Hebammenkolleginnen, die werdenden Omas, zwei Krankenschwestern sowie unsere ghanaische Putzhilfe ein und veranstalteten ein heiteres Rätselraten. Der Schwesterndesk wurde zur Ermittlungsleitstelle. Um die Frage abschließend und mit Gewissheit zu klären, wurden den Omas investigative Fragen gestellt wie »Hatte Frau F. in der Schwangerschaft mehr Lust auf Süßes (Mädchen) oder Saures (Junge)?« Oder »Wurde ihr Gesicht eher voller (Junge) oder schmaler (Mädchen)?« Und das Beste: War Frau F.s Bauch eher rund (Mädchen) oder spitz (Junge)?«

Ich dokumentierte nebenan gerade eine andere Geburt, jetzt sah ich von meiner Akte auf und schaltete mich ein: »Leute, was bitte ist ein spitzer Bauch? Welcher Körperteil des Babys soll denn da spitz rausragen?« Ein Dutzend weiblicher Augenpaare sah mich mit einem »Na, denk mal nach«-Gesichtsausdruck an. Bei mir klingelte es, und ich sagte nur: »Ernsthaft?« Dann prusteten wir los.

»WIR HABEN DEN TERMIN DOCH EXTRA SO GELEGT«

Über Wunsch-Kaiserschnitte

Ich gebe zu, ich erzähle eher selten von Kaiserschnitten. Qua Amt ist meine Haltung dazu natürlich komplex. Es ist ein bisschen wie einen Schreiner nach seiner Meinung zu Ikea-Möbeln zu fragen, mit dem Tenor: »Aber die sind doch schon auch gut, oder?« Ja, na klar, vor allem sind sie oft lebensrettend und notwendig (die Kaiserschnitte, nicht die Möbel)!

Tatsächlich machen Kaiserschnitte einen großen Teil meiner Arbeit aus, und mein Standpunkt lässt sich ganz gut mit »Keine Intervention ohne Grund« zusammenfassen. In Deutschland kommt etwa jedes dritte Kind per Schnittgeburt, im Fachjargon *Sectio*, zur Welt, und weil es die sogenannte Hebammen-Hinzuziehungspflicht gibt, also die Vorschrift, dass bei jeder Geburt, ob spontan oder Sectio, eine Hebamme anwesend sein muss, stehe ich an manchen Tagen mehr im OP als im Kreißsaal.

Immer wieder werde ich gefragt, ob es an einem Datum wie dem 11.11. mehr Kaiserschnitte gibt. Ja und nein. Nur auf Wunsch, ohne jegliche medizinische Indikation (es gibt absolute Faktoren wie Querlage und relative wie vorangegangener Kaiserschnitt) werden in dem Krankenhaus, in dem ich arbeite, keine Kaiserschnitte vorgenommen. Mein Chef ist sehr prinzipientreu und hat das so entschieden. Das mag hart klingen, aber von den 2000 Geburten pro Jahr ist es ein winziger Anteil an Patientinnen, die sich aus diesem Grund für ein anderes Krankenhaus entscheiden. Kleinere Kliniken, die auf die Patientenzahlen angewiesen sind, handhaben das oft anders. Sie werben zum Teil gezielt um Schwangere, auch weil ein Wunschkaiserschnitt verhältnismäßig leicht verdientes Geld für eine Klinik ist.

Obwohl wir also keine Wunschkaiserschnitte machen, ist der OP-Plan an Tagen wie dem 11.11. oder dem 12.12. etwas voller als sonst: Denn wenn ein Kaiserschnitt medizinisch indiziert ist, kommen wir den Paaren gern entgegen mit dem Datum – sofern es sich machen lässt.

Manchmal gibt es aber auch ganz andere Gründe für ein bevorzugtes Datum: eine Dienstreise zum Beispiel. In der Klinik, in der ich früher gearbeitet habe, wird bis heute die Geschichte eines Paars erzählt, bei dem die Sectio der Frau für einen Montagmorgen um acht Uhr angesetzt war. Dann ereignete sich ein geburtshilflicher Notfall: Bei einer anderen Frau waren nach der Geburt schwere Blutungen aufgetreten, sie musste notoperiert werden. Der OP war belegt, alle Ärzte im Einsatz. Zusammen mit der zuständigen Ärztin erklärte ich dem anderen Paar, dass sich ihr Termin um unbestimmte Zeit nach hinten verschieben würde. Der Partner der Frau sah uns entgeistert an. »Aber wir haben den Termin extra so gelegt – ich fliege mittags nach Shanghai und will mein Kind noch sehen«, echauffierte er sich.

»Verständlich! Daher sollten Sie beim nächsten Mal das Zeitfenster vielleicht etwas größer wählen«, hat meine Kollegin ihm daraufhin ziemlich entschieden an den Kopf geworfen.

Ich werde auch oft gefragt, wie es ist, wenn im Verlauf einer spontanen Geburt ein Kaiserschnitt notwendig wird. Man spricht dabei von »sekundärer Sectio« (nicht zu verwechseln mit einem Notkaiserschnitt – das ist wieder etwas anderes).

Mir fällt dann immer eine Geburt ein, die ich zu Beginn meines Berufslebens erlebt habe. Frau H. hatte eine Beckenendlage, das Kind lag also mit dem Po nach unten. Schon rund zwei Wochen vor dem errechneten Termin hatten wir die »äußere Wendung« probiert, das ist ein Move, mit dem man durch geschicktes Drücken außen am Bauch das Baby zu einem Purzelbaum zu bringen versucht. Sieht heftig aus, aber man merkt sehr schnell, ob sich das Kind drehen will. Es wird zudem intensiv medizinisch überwacht. Äußere Wendung, Beckenendlagegeburten, vielleicht noch spontane Zwillingsgeburten – das sind für mich die Königsdisziplinen der Geburtshilfe, und ich bin froh, in einem Krankenhaus zu arbeiten, wo all diese Dinge praktiziert werden.

Frau H.s Kind hatte trotz Druck von außen keine Lust auf Sport und Bewegung. In vielen Krankenhäusern hätte man ihr nun dringend einen Kaiserschnitt nahegelegt. Aber weil medizinisch nichts gegen eine Steißlagegeburt sprach, hielt sie an ihrem Wunsch fest, spontan zu gebären.

Zehn Tage später begann die Geburt. Frau H. kniete vor mir, ihre schwarzen Haare hingen ihr ins Gesicht, während ihre Wehen immer heftiger wurden. Über Stunden turnten wir durch den Raum, sitzend auf dem Ball, im Vierfüßlerstand, auf der Matte, beckenkreisend an der Sprossenwand.

Irgendwann war der Muttermund zehn Zentimeter geöffnet, jetzt sollte das Kind Stück für Stück durch das Becken rutschen, aber: nichts geschah. Ein Wettlauf gegen die Zeit begann. Die Wehen wurden eher schwächer als stärker. Bei einer Geburt aus Schädellage hätte man dem Kind nun mit einer Saugglocke oder einer Geburtszange auf die Welt helfen können – aber diese Optionen fielen weg. Mein Kasack war schweißnass – ich wollte ihr doch so gern helfen.

»Warum kommt sie nicht tiefer?«, jammerte Frau H. Ihr Freund massierte ihr die Schultern. »Schatz, vielleicht ist ein Kaiserschnitt jetzt wirklich besser …« Ihre Augen füllten sich mit Tränen. Eine sekundäre Sectio ist für Frauen oft frustrierend, viele haben dann das Gefühl, sich so unfassbar angestrengt zu haben: »für nichts«, wie sie glauben.

Sie sah mich tieftraurig an, ich musste gar nichts sagen, mein Blick genügte: Es geht nicht anders. Auch wenn ich es mir für sie anders gewünscht hatte, konnten wir eine spontane Geburt nicht länger verantworten.

Diese Enttäuschung, dieses Gefühl einer Niederlage ist einem Unbeteiligten wahrscheinlich schwer zu vermitteln. Dann eben per Kaiserschnitt, so what? Hauptsache, Mutter und Kind sind am Ende wohlauf, denken viele und haben ja auch Recht. Aber der Wunsch einer Frau, natürlich gebären zu wollen, kann sehr, sehr mächtig sein. Er kann sie neun Monate, vielleicht ein ganzes

Leben lang begleitet haben. Nicht allen Frauen fällt es leicht, sich von dieser Vorstellung zu verabschieden. Vor allem, wenn die Hormone im Körper gerade eine wilde Party feiern.

Auch als Hebamme versetzt es mir immer wieder einen Stich, wenn eine sekundäre Sectio notwendig wird. Der Verdacht von Unzulänglichkeit keimt dann auch in mir. Ich bin sicher, jeder Schreiner, der – aus welchen Gründen auch immer – zu Ikea fährt, und sei es nur wegen der Teelichter, kennt das Gefühl.

VON STREBERN
UND ABSITZERN

Über Geburtsvorbereitungskurse

Meine Kollegin Fini hatte bei einem Schwätzchen nach der Übergabe »Komm doch einfach mal mit« gesagt, und schon am nächsten Abend fand ich mich im Schneidersitz auf dem Boden der »Elternschule« wieder und kam mir seltsam vor, weil ich die einzige Teilnehmerin ohne Begleitung und vor allem ohne dicken Bauch war. Fini stellte mich vor: »Maja überlegt, ob sie das auch machen soll« – Zwanzig Augenpaare schauten mich fragend an. Wie? Schwanger werden?

Während ich meinen Fokus auf Geburtshilfe und Wochenbettbetreuung legte, war Fini neben einer Teilzeitstelle im Kreißsaal dick im Kursgeschäft: Geburtsvorbereitung, Schwangerenyoga, Rückbildung, Babymassage, Pekip. Seit einer Weile erwog ich tatsächlich, ob ich nicht zumindest ins Infobusiness einsteigen sollte. Es war ein gut planbarer und mit der Arbeit im Krankenhaus vereinbarer Nebenverdienst. Ich hatte nur ziemlichen Respekt davor. Wie zeichnet man ein realistisches Bild von der Geburt, ohne die Leute zu verschrecken? Wie klärt man fundiert auf, ohne den Eindruck zu erwecken, alles lasse sich kontrollieren und planen? Wie ermächtigt man Frauen zu einem selbstbestimmten Verhalten unter der Geburt, ohne gleichzeitig auch zu erwähnen, was möglicherweise alles passieren konnte beziehungsweise was davon übliches Klinikprocedere wäre und was womöglich übergriffig oder gar gewaltvoll?

Es gab Hunderte verschiedene Geburtsverläufe, ich hatte es selbst erlebt – wie sollte man da nur über den einen lehrbuchartigen Verlauf sprechen? Die Teilnehmer brachten ja auch körperliche Besonderheiten mit, hatten unterschiedliche Wesenszüge, Schmerzempfinden, Kinderwunschvorgeschichten und nicht zuletzt: komplett unterschiedliche Wissensstände und Erwartungen.

Und auch mit der Themengewichtung haderte ich: Ein typischer Kurs befasste sich mit den Veränderungen in der Schwangerschaft, mit geburtsvorbereitenden Maßnahmen, dem eigentlichen Geburtsbeginn, Möglichkeiten der Wehen- und Schmerzverarbeitung und dem Ablauf des großen Finales. In der letzten Kurseinheit werden noch schnell Wochenbett und Stillen durchgenommen – meines Erachtens viel zu kurz, denn anders als bei den vorherigen Stationen, wo die Schwangeren meist engmaschig medizinisch betreut werden, sind die Paare im Wochenbett ja – abgesehen von den Besuchen der Hebamme – auf sich gestellt und die Frauen mit ihren Gefühlsschwankungen, wunden Brustwarzen und Versagensängsten allein.

Schluss mit der Systemkritik, ich beamte mich zurück in diesen nun schon leicht nach Feierabendachseln und Socken riechenden Raum. Meine Theorie ist übrigens, dass die Partner die als »Hechelkurs« verschriene Veranstaltungsreihe oft schon deshalb nicht so gern besuchen, weil sie strumpfsockig auf Gymnastikbällen oder dem Boden sitzen müssen. Eine verordnete Ungezwungenheit, die man(n) zugegeben auch doof finden kann. Darauf angesprochen hatte Fini mir mal erzählt, dass Studien gezeigt hätten, Menschen würden sich ohne Schuhe tatsächlich mehr öffnen. Irre.

Im heutigen Kurs, erklärte Fini, würde es um Coping-Strategien gehen, also wie man unter der Geburt mit den Wehen, dem Schmerz und der Erschöpfung zurechtkommt und wie die Begleitperson bei all dem helfen kann.

Ich ließ meinen Blick über die werdende Elternschaft im Raum schweifen. Gespanntheit, Langeweile, Beflissenheit, Spiritualität – alles da. Ich frage mich manchmal, warum Soziologen nicht einfach in so einem Kurs ihr Zelt aufschlagen und mitschreiben. Erfährt man bestimmt viel über moderne Eltern. Ich machte mir jedenfalls einen Feierabendspaß daraus und nutzte die folgenden sechzig Minuten für eine »teilnehmende Beobachtung«. Sie brachte folgende Phänotypen hervor:

Die Streber

Mann streichelt Frau, Frau streichelt Bauch. Durchgehend. Im Krankenhaus erkenne ich diesen Typus werdender Eltern immer daran, dass sie dauernd wissen wollen, »wo wir denn gerade sind«. Und sie meinen nicht Kreißsaal 1, 2, oder 3 (»ob Sie wirklich richtig stehen, sehen Sie, wenn das Licht angeht«), sondern welche »Milestones« des Projekts Geburt sie nun schon abgehakt hatten. Wahrscheinlich sind es dieselben Leute, die mit einer stundengenauen Excelliste ihren

Urlaub planen, um »möglichst viel vom Land zu sehen«.
Frau Streber – gerne in einem lehrenden Beruf tätig –
hatte Fini jedenfalls noch vor der Stunde zur Seite
genommen und sie nach ihrer Meinung zu sämtlichen
Büchern gefragt, die sie bereits durchgearbeitet hatte.
Und natürlich fühlte sich die gute Frau auch bemüßigt,
dem etwas planlosen jungen Ding, das auf Finis Erwähnung der »Coping-Strategien« mit einem »äh, was ist
das bitte?« geantwortet hatte, zu erklären, wie der aktu-
elle Stand zum Pain Management in der Geburtshilfe ist.

Typische Wortmeldung: »Bekommen wir am Ende
eine Bescheinigung für den Kurs?«

Nach dem Kurs: Fachgespräch mit der Hebamme

Geplanter Kindername: Viktoria Sophie

Die Absitzer

Sie waren natürlich etwas zu spät gekommen, hatten sich
flugs die schmutzigen Laufschuhe ausgezogen, ein Detail,
das natürlich Eindruck auf die anderen Schwangeren im
Raum gemacht hatte. Oder halt nur Druck (»Geht sie
etwa noch Joggen?«). Die Absitzer wollten ursprünglich
gar keinen Kurs machen. Zur Teilnahme wurden sie von
der Bescheid wissenden Schwiegermutter gedrängt. Na
gut, dann aber maximal einen Kompaktkurs, »ist effizienter«, hatte man sich geeinigt, andererseits waren auch
alle ihre Wochenenden bis 2021 schon verplant. Also
doch der Mittwochabend. Am Ende werden sie 5 von
10 Kurseinheiten geschwänzt haben und den Schein zum
Einreichen bei der Krankenkasse nicht bekommen. Halb

so wild, ihr Credo ist eh »wird schon alles gut gehen, nur nicht verrückt machen.« Bei der Atemübung gucken sie anfangs hilflos und irritiert, während die Streber und die Hippies rechts und links von ihnen längst andächtig die Augen geschlossen halten. Per Augenrollen versichern sich die Absitzer einander noch mal kurz, ja, wir finden das hier beide lächerlich, dann machen sie halbherzig mit.

Typische Wortmeldung: keine

Nach dem Kurs: nix wie weg

Kindername: Ava Gertrud

Die Inszenierer

»Können Sie das noch mal kurz zeigen, und wär's ok, wenn ich kurz ein Foto snappe?«, fragen die Inszenierer die Hebamme, als diese eine Übung vormacht, denn natürlich muss alles, auch die Teilnahme an diesem Kurs, in ihrer neun Monate dauernden Insta-Story dokumentiert werden. Mama Influencer kennt auch alle wichtigen Posen, um ihren Bauch gekonnt in Szene zu setzen. In der Pause halten sie mit dem Satz »Guck, so wollen wir das Kinderzimmer streichen« den anderen Teilnehmern ihr Smartphone mit dem Pinterest-Board unter die Nase. Und natürlich erwähnen sie auch die Babyshower-Party, die letzte Woche stattgefunden hat. »Das Farbthema war abgestimmt auf die Nursery«, so nennen sie polyglott das Kinderzimmer. Eigentlich sehen sie diesen »neumodischen amerikanischen Brauch der Babyshower ja kritisch«, aber praktisch sei er schon. »Jetzt haben wir schon fast alles von der Wishlist!« In diesem Fall ein Babyfon mit Nachtsichtfunktion und eine Feuchttuch-Anwärmevorrichtung.

Typische Wortmeldung: »Kennt wer einen guten Fotografen für Schwangerschaftsshootings?«

Nach dem Kurs: Selfie mit der ganzen Gruppe

Kindername: Joël Nyrander

Die Hippies

Die Hippies wollten eigentlich »Hypnobirthing« machen, also diese sanfte Gebärmethode, die Selbsthypnose lehrt, um ohne Schmerzmittel auszukommen, aber der Kurs war leider schon voll. Doch Frau Hippie kennt viele Atemtechniken eh aus ihrer langjährigen Yogaerfahrung, und die Affirmationen und Entspannungsübungen gibt es ja auch auf CD. Bei der Aufzählung verschiedener Coping-Strategien erwähnt Fini, die Kursleiterin, dann tatsächlich die J-Atmung, eine Atemtechnik, bei der der Atem in Form eines Jotts durch den Körper fließt, genau wie der Weg, den das Baby durch den Geburtskanal nimmt; jetzt hat die große Stunde von Herrn und Frau Hippie geschlagen: Sie dürfen das jetzt für alle vormachen, Frau Hippie atmet hingebungsvoll, während ihr Herr Hippie Ommm summend den Rücken massiert. Die Hebamme sagt »Bravo«, das Streberpaar guckt neidisch, die Absitzer versinken vor Fremdscham.

Typische Wortmeldung: »Kann man das auch mit Rose-Teebaum-Hydrolat behandeln?«

Nach dem Kurs: bleibt das Paar sitzen, um die Übungen zu wiederholen und »nachzuspüren«

Kindername: Leyla Rain

Die Planlosen

Die Planlosen sind gestresst von den fleißigen Strebern und den talentierten Hippies, die alle zum Gebären geboren scheinen. Von der Erstausstattung, die die Hebamme erwähnt (Windeln, Anziehsachen fürs Baby, Tragehilfe, Kirschkernsäckchen), haben sie nichts, »wir wollten mal Freunde fragen«. Ihr Wissensstand sind Serien und US-Filme, und da dauern Geburten nachweislich drei Presswehen und zack, fertig. Jeden Mythos, den die Kursleiterin zerstört, jeden Fakt, den sie zum wahren Ablauf der Geburt sagt, zur Fruchtwassermenge oder zu möglichen Verletzungen, kommentieren sie mit einem entsetzten »Oh Gott, echt?«, woraufhin die Streber äußerlich mit den Augen rollen und die Hippies innerlich. Währenddessen sind die Absitzer froh, dass die Planlosen da sind, denn diese stellen all jene Fragen, für die sie sich zu schade sind.

Typische Wortmeldung: »Was echt?«

Nach dem Kurs: gehen sie bleich nach draußen und fragen die Streber, ob sie mal ein Buch ausleihen können.

Kindername: »Wie, das Kind braucht einen Namen?«

Rührend sind übrigens fast alle Eltern: Denn Perfektionismus ist Liebe. Achtsamkeit ist Liebe und dem Ganzen gelassen und zuversichtlich entgegensehen auch.

IHR KINDERLEIN KOMMET ALLE AUF EINMAL

Über eine verrückte Nachtschicht

Junge-Mädchen-Mädchen-Mädchen-Junge. Dann war es halb fünf Uhr nachts, und die Ärztin, deren Handschuhe voller Blut, Schleim und Käseschmiere waren, rief fassungslos von Kreißsaal 2 über den Flur in die 4, wo ich stand: »Wie bitte, noch eins?« Ich hatte sie angepiepst, sie müsse sofort kommen, die nächste Geburt.

Es war die anstrengendste, rekordverdächtigste Schicht meiner Laufbahn, und sie war noch lange nicht vorbei. Normalerweise mag ich Nachtdienste gerne. Das Krankenhaus ist leer, die Flure sind still. Es sind nur noch die Frauen hier, die wirklich gebären. Und nur dort Licht, wo man es wirklich braucht. Kein Wort wird zu viel gesprochen, jeder Handgriff sitzt. Alles verdichtet sich, wie unter einem Brennglas. Darunter: die Essenz meiner Arbeit.

Tagsüber erscheint mir die Klinik manchmal wie ein großer Bahnhof. Frauen, die erst drei Tage später fällig sind, schieben ihre Bäuche die Gänge entlang, blasse Väter stolpern aus Türen, hinter denen Frauen wie Dampflokomotiven keuchen. Türkische Großfamilien rücken in Vollbesetzung an. Teddy tragende Freundinnen wollen wissen, wohin »die Susanne« verlegt wurde.

Nachts dagegen: Friede, Freude, Mutterkuchen. Im Schnitt werden in unserem Krankenhaus fünf Babys pro Tag geboren, inklusive Kaiserschnitte. Da nachts keine geplanten OPs angesetzt werden, sind es pro Nacht-schicht durchschnittlich nur ein oder zwei Kinder, die zur Welt kommen. Fünf sind schon ein statistischer Aus-reißer, aber in dieser Nacht sollten es sieben werden.

Während meine Kollegin und die Ärztin gerade in Kreißsaal 2 Mutter und Baby Nummer 5 versorgten, bereitete ich bei Frau S. alles für die letzten Minuten vor. Sie war schon am Ende ihrer Kräfte und wimmerte unaufhörlich. Kein Mann, keine Angehörigen. Sie krallte ihre Finger in meinen Arm und sah mich an. »Bleiben Sie da, gehen Sie nicht wieder weg.«

Es brach mir fast das Herz. Wie schlimm die letzten Stunden für sie gewesen sein müssen! In dieser Nacht, in der ich von Kreißsaal zu Kreißsaal gehechtet bin, war es unmöglich gewesen, mich um jede Frau ange-messen zu kümmern. Das kommt dabei heraus, wenn Krankenhauspersonal nach betriebswirtschaftlichen Kriterien besetzt wird: Wie in den meisten deutschen Krankenhäusern spart man sich auch bei uns eine Ruf-bereitschaft – nach dem Motto: Sieben Geburten, wie oft kommt das schon vor? Wir sind gemäß dem statisti-schen Normalfall von ein bis zwei Geburten pro Nacht besetzt. Ich habe von manchen Krankenhäusern gehört, dass ihre Kreißsäle jetzt Öffnungszeiten eingeführt haben, in denen Geburten angenommen werden. Kom-men die Frauen außerhalb der Öffnungszeiten, müssen sie in weiter entfernte Krankenhäuser fahren. In Berlin, wo die Zahl der Geburten in den letzten Jahren dras-tisch gestiegen ist, kommen regelmäßig drei, vier, sogar fünf Geburten gleichzeitig auf eine Hebamme.

Wir Hebammen fordern deswegen die 1:1-Betreuung bei Geburten. Aber nicht, damit wir in ruhigen Nächten den Frauen Händchen halten können: Gebärende brauchen nachweislich weniger Schmerzmittel, wenn eine Fachkraft im selben Raum ist. Wenn ich jemanden kontinuierlich betreue, erkenne ich auch Regelwidrigkeiten viel früher.

Was, wenn ich bei all dem Hin- und Hergerenne vielleicht mal etwas Wichtiges übersehe? Jeder kleinste Fehler kann so schwerwiegende Folgen nach sich ziehen.

Doch obwohl die Geburtshilfe jeden Menschen etwas angeht, hat sie kaum eine politische Lobby. Immer wieder gibt es Petitionen, und deren Zustimmung durch die Bevölkerung ist eigentlich überwältigend, aber mit Ausnahme der Grünen nimmt sich die Politik des Themas nicht an. Und die Krankenkassen kürzen immer mehr Hebammenleistungen.

»Nein, Frau S., ich bleibe jetzt da, Sie haben es ja fast geschafft«, redete ich ihr zu und tupfte ihr den Schweiß von der Stirn. »Gleich ist er ja da!«

»Es wird ein Mädchen, Herrgott«, brüllte sie. »Die Annaaaaaaaa.« Eine Wehe übermannte sie, ich rief noch mal nach der Ärztin, lange würde das hier nicht mehr dauern.

Die kleine Anna wollte später wohl Leistungsschwimmerin werden, jedenfalls hat sie breite Schultern, die sich in Mamas Gesäß verhakt hatten. In diesem Moment piepste das Diensthandy: RW 350 Geburt SSW 37. Ungläubig starrte ich aufs Display. Ein Rettungswagen würde kommen – und noch eine werdende Mutter bringen! Das gibt's doch nicht! Ich, wir alle, steckten noch mitten in der Geburt des festgeklemmten Babys Nummer 6.

Eine Welle Adrenalin flutete meinen Körper. Aber ich zwang mich, ruhig zu bleiben. »Wenn das hier geschafft ist, brauche ich noch eine Spezi«, ächzte ich kopfübergebeugt unter dem Bein der Frau. Spezi ist in solchen Nächten mein Überlebenselixir – den Platz unter der Ausgießdüse des Kaffeeautomaten überlasse ich den übermüdeten Wartevätern.

Anna, ihres Zeichens Freistil-Olympiasiegerin des Jahres 2036, tat uns dann doch den Gefallen, sich aus dem Körper ihrer Mutter zu winden. Flutsch, quäk, quäk, ja hallo, junge Dame! Alles dran. Ab auf Mamas Bauch. Meine Hebammenkollegin, die inzwischen aus der 2 zu uns gestoßen war, übernahm die weitere Betreuung, und ich sprintete mit der Ärztin zur Notaufnahme, wo jeden Moment der Rettungswagen eintreffen sollte.

Auf meinem Display stand inzwischen »Präklinische Geburt« – diesen Code hatte ich noch nie empfangen. Mein Hirn ratterte. Ist das Kind etwa im Rettungswagen zur Welt gekommen? Da fuhr auch schon der Notarzt vor, darin ein strahlender Sanitäter und ein faltiges, perfektes Würmchen in den Armen seiner erschöpften Mutter.

Es war inzwischen hell geworden.

An diesem Morgen saßen wir nach Schichtende noch zusammen, aufgedreht und erschöpft zugleich. Während wir den Papierkram erledigten, gingen wir wieder und wieder die Abfolge durch, diese unglaubliche, irre, dramatische Nacht. Wie früher, als man durchgefeiert hatte, bis die Wolken wieder lila waren, und man überlegte: Wann war ich noch gleich auf Schnaps umgestiegen? Und hatte ich wirklich mit diesem Typen geknutscht?

Stolz herrschte vor und heillose Euphorie. Wir glaubten für einen kurzen Moment, wir könnten auch Kinder auf dem Mond zur Welt bringen. Oder in einer Ozeanhöhle. Und andererseits: Fassungslosigkeit. Wie schlimm, wie gefährlich, dass wir unter diesen Bedingungen arbeiten mussten! Dabei hatten uns die Frauen ja den »Gefallen« getan, mehr oder weniger nacheinander zu gebären. Gefallen hatte es ihnen (und uns) so sicher nicht. Und was, wenn es morgen in der Nachtschicht wieder so wird? Halten wir das durch?

Die zwei Liter Spezi meldeten sich. Zum ersten Mal seit zehn Stunden ging ich auf die Toilette. Dann stolperte ich nach Hause. In der S-Bahn zwischen all den bürofertigen Menschen konnte ich kaum die Augen offen halten. Eine Kollegin erzählte mal, dass sie nach Nachtschichten so müde sei, dass sie schon, bevor sie zur Arbeit gehe, die Bettdecke zurückschlage, so dass sie frühmorgens nur noch hineinkriechen muss. Zu Hause angekommen steuerte ich per Autopilot ins Bett. Ich schlief ein mit dem Gedanken, dass soeben sieben kleine Menschen auf der Erde gelandet waren und dass es ihnen gut ging. Zum Glück.

»CHEMOTHERAPIE, JETZT?«

*Über eine Schwangere
mit Brustkrebs*

Manchmal denke ich, die Geburtsstation ist die Insel der Glückseligen. Um uns herum, im Rest der Klinik: Krankheiten, Schicksalsschläge, Tod. Wir aber sind eine Enklave: der Ort, an dem – zumindest meistens – das Leben beginnt. Für die Kleinen sowieso. Aber auch für Familien. Beim ersten Kind kommen die Menschen als Paare und gehen als Familie. Als wäre mein Arbeitsplatz das Tor zu einer anderen Welt. Doch manchmal überschneiden sich die beiden Klinikkosmen – mehr, als man erwarten würde.

Frau M. war zum zweiten Mal schwanger, schon das erste Kind hatte sie bei uns bekommen. Sie freute sich unbändig. Sie und ihr Mann hatten sich immer zwei Kinder gewünscht. Noch von ihrer ersten Schwangerschaft hatte sie in Erinnerung, wie schnell sich der Körper verändert, wie die Brüste wachsen, wie sie spannen, gerade in den ersten Wochen. Beim Duschen bemerkte Frau M. eine Auffälligkeit an ihrer linken Brust. Fühlte sich diese eine Stelle nicht etwas arg hart an?

Nicht nur im Bauch passiert etwas während einer Schwangerschaft – die Brust ist, wie es heißt, daran mitbeteiligt, sie verändert sich in dieser Zeit auch. Wenn dann Tumore entstehen, kann es passieren, dass die Frau die Knoten zunächst für anschwellende Brustdrüsen und für ein Schwangerschaftszeichen hält. Aber Frau

M. war aufmerksam, und auch ihr Frauenarzt fand die Stelle auffällig, er schickte sie sofort zu uns in die Klinik. Auf der Gyn gab es eine gesonderte Brustabteilung, wo die Ärzte zunächst mittels speziellem Ultraschall mit der Diagnostik begannen. Der Verdacht erhärtete sich. Bei Frau M. wurde daraufhin eine »Stanze« durchgeführt, also eine Gewebeprobe an mehreren Stellen entnommen, die auf Malignität untersucht wurde. Sie war in der 10. Woche, als sie erfuhr, dass es ein Tumor war, bösartig, durch die Schwangerschaftshormone rasch wachsend. Drei mal vier Zentimeter groß. Riesig.

Ein Abgrund tat sich auf. Die Freude über das Kind wich der panischen Angst: Was passiert mit mir? Was mit der Schwangerschaft? Werde ich das Kind verlieren – es abtreiben müssen? Weil man mit einer Therapie ja nicht so lange warten konnte, oder? Frau M. war 31, bei Brustkrebs in diesem Alter handelt es sich oft um aggressive Formen, bei denen die Zellteilung besonders schnell voranschreitet. Spielte sie mit ihrem Leben, wenn sie mit der Therapie noch sechs Monate wartete?

Es folgten *staging* und *grading*, so bezeichnet man die Untersuchungen des Tumors, genauer: die Bestimmung des Schweregrads der Zellentartung und der Ausbreitung der Krebszellen im Körper, also die Untersuchung, ob bereits Metastasen bestehen. An großen Kliniken wie unserer berät sich daraufhin das Tumorboard, ein interdisziplinäres Gremium, bei dem ein Onkologe und Radiologe dabei sind sowie die Vertreter der Fachdisziplinen. Bei Frau M. eine Gynäkologin mit Schwerpunkt

Senologie, also eine Brustspezialistin, sowie ein Kollege aus der Geburtshilfe. Sie alle diskutierten, was die bestmögliche Behandlung für Frau M. wäre.

OPs sind verhältnismäßig gut machbar während der Schwangerschaft, doch die zugehörige Strahlentherapie und eine Hormontherapie muss man zugunsten des Kindes auf die Zeit nach der Geburt verschieben. Eine Chemotherapie wiederum galt fälschlicherweise lange als ausgeschlossen für Schwangere: Den Zellkiller auf wachsendes Leben loslassen, undenkbar. Heute gilt das so kategorisch nur noch für das erste Trimester, im späteren Verlauf einer Schwangerschaft ist eine neoadjuvante Chemotherapie bei Brustkrebs die am besten geeignete Therapie. (Neoadjuvant heißt als Vorbereitung auf eine spätere OP.)

Je nach Medikament der Chemo ist die Behandlung jedoch oft das Ende jeglicher Familienplanung: Denn ist die Frau gerade schwanger, kann man keine Eizellen entnehmen, um sie für eine spätere Kinderwunschbehandlung zu konservieren. Und nach der Chemo sind die Eizellen oft so geschädigt, dass sie nicht mehr befruchtet werden können. Das Tumorboard musste also viele Faktoren berücksichtigen: Zeitpunkt der Diagnose, Fortschritt der Erkrankung, Frau M.s Alter, den Status ihrer Familienplanung. Fäden, die es zu entwirren galt.

In diesen Tagen schien die Zeit für Frau und Herrn M. stillzustehen. Sie versanken in einem Strudel aus Verzweiflung und Ungewissheit. Würden sie das Unmenschliche entscheiden müssen: die Abwägung zwischen dem Leben des Kindes, das erst in frühestens 14 Wochen eine Überlebenschance hätte, und den Überlebenschancen der Mutter?

Eine weitere Ultraschalluntersuchung veränderte schließlich alles: Der Fetus hatte eine deutliche Fehlbildung, erfuhren sie. Diese hing nicht mit dem Tumor zusammen, sondern war zufällig entstanden. Unter diesen Umständen stand ihre Entscheidung fest: Sie würden das Kind abtreiben und sofort mit dem ersten Zyklus der Chemotherapie beginnen.

In der 15. Woche kam Frau M. dann zu uns auf die Station, damit sie den Fetus natürlich gebären konnte. Man hatte mit dem Abbruch etwas gewartet, um eine Ausschabung wegen des Infektionsrisikos, das durch die Chemo bestand, zu vermeiden. Sie war ohnehin von zarter Statur und wirkte geschwächt von den Infusionen, mit denen sofort begonnen worden war. Blass, die Haut dünn wie Seidenpapier. Auf ihrem Kopfkissen sammelten sich die Haare. Die Lockenmähne von einst war ausgedünnt und unter einem Tuch versteckt.

Die Theorie, wie man in so einer Situation den richtigen Ton anstimmt, wie man die Dinge weder verharmlost noch in Mitleid versinkt, lernt man in der Ausbildung. Es ist etwas völlig anderes, einem Betroffenen später real gegenüberzusitzen, seine sorgenvolle Blicke zu sehen, seine Verzweiflung, seine Trauer. Mir selbst wurde die Tragweite dessen früh im Leben vor Augen geführt. Es ist keine heitere Anekdote, von der ich hier kurz erzählen will, sondern eine Erfahrung, die mich tief geprägt hat, die zu einer Triebfeder für meinen Beruf wurde.

Als ich sieben war, erkrankte meine Mutter, eine

Frau, die herzlich, stark und aktiv war, die drei Kinder großzog, als Lehrerin arbeitete, nebenher Sportkurse gab, Marmelade einkochte und abends noch kunstvolle Trachtenjanker für meinen Vater strickte. Sie erkrankte schwer und aus dem Nichts. Zwei Wochen zuvor waren wir noch wandern gewesen, nun fühlte sie sich schlapp, fiebrig mit Gliederschmerzen. Eine Grippe vielleicht? Erholung, Vitamine, Eisen, riet der Hausarzt.

Doch binnen weniger Tage verschlechterte sich ihr Zustand massiv. Eines Morgens war sie zu kraftlos zum Aufstehen, und als ich aus der Schule kam, erhielt ich die Nachricht, sie sei ins Krankenhaus gekommen. Dort erfuhr mein Vater die Diagnose: akute Leukämie. Ich verstand nicht, was das hieß. Ich verstand auch nicht, warum wir den Blumenstrauß, den wir ihr mitgebracht hatten, wieder mit nach Hause nehmen mussten. Abends kamen meine Großeltern, die einige hundert Kilometer entfernt wohnten, meine Tante und ihr Mann flogen aus dem Ausland ein. Auch da begriff ich den Ernst der Lage nicht, für mich als Siebenjährige war es ein unverhofftes Familientreffen – bis zum folgenden Tag, als wir sie erneut besuchen wollten.

Meine Mutter war in eine andere Klinik verlegt worden. Auf die Intensivstation. Wir, also meine Großeltern, mein Vater, Onkel und Tante, meine zwei Schwestern, saßen in einem neongrellen Flur auf Bänken und warteten darauf, sie besuchen zu können. Ein Pfleger kam und fragte, wer von den Anwesenden nun zu meiner Mutter wolle. Meine Oma antwortete in ihrem schönsten Schwäbisch: »De ganz Baggasch.« Also alle. Der Pfleger schnaubte verächtlich. »Auf gar keinen Fall, also maximal zwei Personen heute«, antwortete er. »Morgen kann ja dann wer anders kommen.« Ich sollte meine Mutter nie wieder lebend sehen.

Ich mag diesem Pfleger keine unsensible Art vorwerfen, ihm mag der Satz meiner Oma aberwitzig vorgekommen sein, dieser Wunsch, zu acht auf eine Intensivstation zu wollen, aber seine Worte, sein Ton, sein An-der-Vorschrift-Festhalten haben sich nun mal eingebrannt. Für immer und ewig. Der Blumenstrauß stand noch zwanzig Jahre später, trocken und eingestaubt, in einer Vase auf der Ecke unserer Küchenbank.

Diese Erinnerung ist es, die mich so oft antreibt. Ich kenne viele Kollegen und Kolleginnen in Gesundheits- oder sozialen Berufen, die eine ähnliche Motivationsquelle haben: die sich in wichtigen Momenten die Zeit nehmen, auch wenn draußen noch zig andere Patienten warten und der eigene Magen knurrt, die kleine Dinge wahrnehmen, den Zwischentönen Raum geben. Es geht darum, dass wir nicht nur die Aufgabe sehen, die abgearbeitet werden muss, sondern den Menschen, seine Geschichte, von der wir nun – ob wir wollen oder nicht – ein Teil werden, genau wie der Pfleger in meinem Leben.

Ich setzte mich auf den Stuhl neben Frau M.s Bett und schilderte ihr in ruhigem Ton, wie wir bei der Beendigung der Schwangerschaft vorgehen würden. Erklärte, dass sie ein geburtseinleitendes Mittel bekommen und wie der ungefähre Ablauf sein würde. Wir sprachen über ihre Angst, das Kind nach der Geburt zu sehen, und welche Wünsche sie dafür hatte. Und wir vereinbarten, dass sie mir alle ihre Bedürfnisse jederzeit offen sagen dürfe.

Rasch setzten daraufhin die Wehen ein. Das Ätzende war, dass wir ihr kaum Schmerzlinderndes geben konnten – eine PDA etwa kam wegen der erhöhten Infektionsgefahr nicht in Frage. Starke Schmerzmittel trüben zudem oft die Wahrnehmung, was wir im Falle von Totgeburten vermeiden wollen, damit die Frauen sich nicht im Delirium befinden, sondern bewusst Abschied nehmen können. Aber ich tat mein Bestes, um sie so gut es ging durch die Wehen zu geleiten, nutzte andere Schmerzmittel, brachte ihr ein Wärmekissen, zeigte ihr Atemübungen. Ihr Mann immer an ihrer Seite, wie ein Riese, der eine kleine Fee beschützte. Er hielt ihre Hand, legte den Arm um sie bei jeder Wehe, flüsterte ihr Durchhalteparolen zu. Diese Innigkeit.

Als der Fetus geboren war, übermannte es den Mann schließlich, das Blut, der menschliche Minikörper, seine tieftraurige Frau. Schluchzend wandte er sich kurz ab, ein bebender Berg Mensch.

Ich bettete den Kleinen in ein mit Seidentüchern ausgeschlagenes Körbchen. Zaghaft streichelte Frau M. die zarten Händchen, den zerbrechlichen Körper. Jetzt, wo sie es hinter sich hatte, wirkte sie gefasster, nahezu erleichtert. Ich saß schweigend neben ihrem Bett, da ergriff sie meine Hand. »Wissen Sie, ich bin diesem Kind dankbar.« Ich sah sie fragend an. »Na ja, im Alltag hätte ich bestimmt nicht so genau auf Veränderungen meiner Brust geachtet. Durch die Schwangerschaft zeigte ich die Stelle sofort meinem Gynäkologen.«

Ich nickte. »Und dann hat unser kleiner Junge uns am Ende sogar noch die Entscheidung erleichtert … durch die Fehlbildung.« Sie machte eine Pause. »Fast, als wäre er genau mit dieser Aufgabe in unser Leben gekommen und nun gegangen.« Ich drückte ihre Hand und schluckte schwer.

An diesem Abend fuhr ich sehr traurig von meiner Schicht nach Hause. Wir entlassen die Familien zumeist in eine oft anstrengende, aber quirlige Zukunft als Familie. Was würde auf diese warten?

Anstrengende, bange Wochen.

»MEIN MANN BESTEHT AUF SEINEM MITTAGSSCHLAF«

Über ungleiche Arbeitsverteilung

Habe ich schon mal erwähnt, dass ich Hausbesuche liebe? Der Kontakt zu den jungen Eltern, die ich die erste Zeit mit Baby begleite, ist oft viel intensiver und vertrauter als in der Klinik, wo die Schwangeren und die Schichten täglich wechseln.

Nebenbei bessere ich so mein Klinikgehalt ein wenig auf – und sehe die unterschiedlichsten Trends in Sachen Einrichtung. Die Wohnung der M.s entsprach nicht ganz meinem Geschmack, eine Art bewohnbarer Applestore mit weißen Fronten und glänzenden Oberflächen. Mir war sofort ein wenig kalt, und ich zögerte, meine Tasche abzulegen, denn hier lag nichts herum, kein Staubkorn, keine Windelpackung, kein Spucktuch. Nur Frau M. mit dem Baby auf der Couch. Sie sah abgekämpft aus. »Ich hab's noch nicht zum Duschen geschafft«, sagte sie entschuldigend.

Die Wochenbettbetreuung, so steht's im Lehrbuch, dient der Gesunderhaltung der Mutter und dem Gedeihen des Kindes. Lustig, oder? Die Hebammerei ist voll solcher altertümlicher Ausdrücke. Das kommt daher, weil Hebammen früher, anders als die Ärzte, keine lateinischen Fachbegriffe verwenden sollten: Sie galten als die Handwerker im Gegensatz zu den gelehrten Medizinern.

Jedenfalls liest sich mancher Ausbildungstext wie der

hintere Teil eines katholischen Gebetsbuchs, da, wo die Marien-Lieder stehen. Es ist von »Fruchthöhlen« und der »Leibesfrucht« die Rede. Viele Wörter haben ihre eigene Poesie, andere wiederum klingen verrückt technisch, ich sag nur »Weichteilansatzrohr«.

Das Wochenbett heißt so, das muss ich wahrscheinlich nicht erklären, weil die Frauen in den ersten Wochen nach der Geburt wirklich Bettruhe gehalten haben. Selbst als die Krankenhaus-Geburtshilfe eingeführt wurde, blieben die Wöchnerinnen auch nach normalen Geburten oft zehn Tage im Krankenhaus. Das Kind wurde ihnen nur zu den geregelten Stillzeiten gebracht, um alles andere kümmerten sich die Wochenbettpflegerinnen. Das wurde sehr streng so gehandhabt, und viele Frauen litten darunter, weil sie von ihrem Kind getrennt waren.

Heute dürfen die Eltern viel früher nach Hause, meist nach zwei, drei Tagen. Dann sind sie auf sich alleine gestellt. Die einen fahren auf dem Heimweg noch schnell bei Ikea vorbei, die anderen beherbergen vier angereiste Großeltern. Anfangs sind sie überrascht, wie gut sie alles wuppen, nach der ersten Nacht denken viele auch noch: war doch easy, aber nach drei, vier Nächten kommt oft der Einbruch. Es ist der anstrengende Auftakt einer anstrengenden Zeit. Und auch die Väter merken spätestens dann, wie viel Macht dieses kleine Bündel, das nix kann außer quäken, darin hat, das eigene Leben durcheinanderzubringen.

Genau an diesem Punkt war Herr M., der es anders als seine Frau ins Bad geschafft zu haben schien. Jedenfalls trug er ein Hemd, Cordhose und eine zugeknöpfte Strickjacke, wie sie Politiker gerne anhaben, wenn sie sich mal leger geben wollen.

Während ich mit Frau M. auf dem Sofa über ihre Geburtsverletzung sprach, aß er nebenan zu Mittag. »Feste Mahlzeiten sind mir sehr wichtig«, sagte er kauend. Es war Punkt 13 Uhr. Auf der Anrichte stand noch das angefangene Müsli seiner Frau. »Wir gehen dann mal wickeln«, rief ich in seine Richtung. Normalerweise das Startsignal für »da will ich dabei sein und der Hebamme zeigen, wie toll ich das schon kann.«

Anders als beim Stillen können die Väter dabei ja wirklich performen. Und tatsächlich ist der Ausflug ins Wickel-Wonderland oft das Highlight meiner Hausbesuche, ein Schmusespaß und Lächelmarathon mit stolzen Müttern, stolzen Vätern und stolzen Babys. Bei den M.s war alles ein bisschen anders. Als wir zurück ins Wohnzimmer kamen, fanden wir Herrn M. auf dem Sofa liegend vor. Er trug eine Schlafbrille und offensichtlich auch Ohropax, denn er hörte uns nicht. Huch!

»Mein Mann besteht auf seinem Mittagsschlaf«, erklärte Frau M. flüsternd. »Er ist ein sehr… strukturierter Mensch.« Ich nickte bedröppelt. Der Rhythmus. Großes Thema. Wie schnell stellt man die eigenen Gewohnheiten auf die des Kindes um? Nicht nur im Tagesablauf, auch in der Beziehung müssen viele Aufgaben neu verteilt werden, und zwar ständig und auf Zuruf. Wer wickelt, wer schmeißt die Waschmaschine an, wer bereitet das Essen zu? Was aber, wenn der eigene Alltag mit Routinen gepflastert ist? Und was, wenn diese nicht mal Pärchen-, sondern Ego-Routinen sind? Ich war ratlos. Es ist nicht meine Aufgabe, Eltern zu Gleichberechtigung zu erziehen. Aber die »Gesunderhaltung der Mutter«…, ich sagte es bereits.

Wir schlichen also eine Weile lang herum, um den guten Mann nicht zu stören, und ich überlegte, wie ich mit Frau M. eine Strategie entwickeln konnte, um sie besser zu entlasten. Die Kleine war im Stubenwagen gerade eingeschlafen, als Herr M. sich reckte und streckte und schließlich aus seinem Dornröschenschlaf erwachte. Als jemand, der dauermüde ist, bewundere ich Menschen, die sich so zielgerichtet ausruhen können.

»Frau Böhler, ich habe eine Frage: Wie viel soll das Kind so am Tag schreien?«, sagte Herr M., nachdem er die Schlafmaske abgenommen, sich aufgesetzt und sein Gesicht in den Stubenwagen gesteckt hat.

»Wie meinen Sie, soll schreien?«, fragte ich zurück.

»Na, es heißt doch, schreien stärkt die Lunge.«

Jetzt war ich sicher: Herr M. war mit einer Zeitmaschine aus den Fünfzigern hier gelandet. Oder er war in Wahrheit achtzig und hatte sich nur gut gehalten. Ich konnte seine Frage nicht fassen und überlegte kurz, ob ich in meiner Antwort das Wort »Leibesfrucht« unterbringen sollte, schließlich entschied ich mich für böse Ironie: »Mindestens acht Stunden, und wenn Ihre Tochter nicht genug schreit, dann bitte kräftig hauen.« Herr M. schaute irritiert. Und dann lachte er – laut und herzlich. Nicht wegen meiner Antwort, sondern weil seine Tochter ihm mit ihrer Patschehand eine Ohrfeige verpasst hatte. Da war mir klar: Weder seine Frau noch ich würden sein Leben ändern. Sondern seine Tochter. Unmissverständlich und für immer.

»DIE ARME KANN NUR NOCH IM SITZEN SCHLAFEN«

Über eine Vierlingsmutter

Über Wochen war unsere Station unter Hochspannung, ein ausgeklügelter Fahrplan inklusive Notfalltelefonkette hing im Aufenthaltsraum, allmorgendlich gab es eine kurze Besprechung, was Frau A. gerade machte, und wir gingen schon Namen durch, die sich eignen würden: Paul, John, Ringo, George zum Beispiel. Und natürlich fragten wir uns auch, wann es so weit sein würde, in der 30. Woche? Früher? Später?

Jedes Mal, wenn meine Schicht zu Ende ging, fühlte ich mich wie bei der »Reise nach Jerusalem« an der Stelle, wo man genau zwischen den Stuhlreihen steht und keine richtig gut erreichen kann. Was, wenn in den nächsten Schichten bei Frau A. die Wehen einsetzen? Dann verpasse ich die große Vierlingsparty!

Die Frau, die uns alle in helle Aufregung versetzte, kam aus dem arabischen Raum, war Mitte dreißig und hatte bereits zwei Kinder, inzwischen 2 und 4 Jahre, mit Hilfe künstlicher Befruchtung bekommen. Weil bei der ersten Kinderwunschbehandlung eine Vielzahl von Eizellen bei Frau A. entnommen worden und die Befruchtung bei fast allen geglückt war, hatte die Frau nach den ersten Schwangerschaften noch befruchtete Eizellen im Keimstadium »übrig«. Vier, um genau zu sein. Diese warteten in einem Kühlfach eines ausländischen Labors, bis sich das Paar eines Tages dachte: Ach, so ein drittes Kind mehr wäre doch schön. Es dachte sich wohl nicht: Ach, so vier Kinder mehr wären doch schön.

Doch genau dazu kam es: Bei den vorherigen Kindern hatte es jeweils mehrfache Anläufe bis zu einer intakten Schwangerschaft gebraucht. Um diesmal die Chancen zu erhöhen, hatten die ausländischen Reproduktionsmediziner hoch gepokert: Sie gingen »all in« und setzten alle vier verbliebenen befruchteten Eizellen bei Frau A. ein. In Deutschland sind aus medizinethischen Gründen maximal drei erlaubt, viele Kinderwunschpraxen setzen aber per se nur zwei ein, denn obwohl das Risiko klein ist, dass wirklich alle sich in der Gebärmutter einnisten und zu Embryos heranwachsen, kann es eben doch passieren.

Und auf »höhergradige Mehrlinge«, wie man alles über Zwillingen nennt, ist der weibliche Körper eigentlich nicht ausgelegt: Das Fehl- und Frühgeburtsrisiko ist deutlich erhöht, aber auch die Wahrscheinlichkeit für andere Komplikationen. Mitentscheidend sind die Eihautverhältnisse, also wie Fruchthöhlen und Plazenten aufgeteilt sind, und damit auch, wie die Versorgung der Kinder gewährleistet ist. Ob sich zum Beispiel zwei Feten einen Mutterkuchen zu ungleichen Verhältnissen teilen müssen. Gibt es mehrere Feten und haben diese womöglich nicht alle gleich gute Chancen zu wachsen, geht der ethische Vollwahnsinn los; dann wird überlegt, ob man mit einem selektiven Fetozid, also der Abtreibung eines Embryos, die anderen retten kann und so weiter. So was sollte niemand entscheiden müssen. Aber

Frau A. hatte Glück: Die vier Babys waren aus den einzelnen Eizellen entstanden und hatten daher jeweils ihre eigene Fruchthöhle und Plazenta. Alle vier entwickelten sich gleichmäßig gut.

Dennoch würde es auf eine Frühgeburt hinauslaufen. Das Gewicht, das auf den Muttermund drückt, sorgt dafür, dass der Gebärmutterhals verkürzt ist, durch die starke Überdehnung der Gebärmutter können vorzeitige Wehen entstehen. Schonen ist also wichtig, auch eine engmaschige Überwachung der Babys. Ab der 27. Woche nahmen wir Frau A. stationär auf. Mein Kollege, der den Ultraschall bei ihr durchführte, sah vier Köpfe, acht Beine, vier klopfende kleine Herzen, da war *full house* im Bauch. Gar nicht so leicht, dabei nicht die Orientierung zu verlieren.

Unser neuer Dauergast war noch nicht lange da, als es zu einer witzigen Situation kam. Eine hochschwangere Frau mit dem Nase-voll-Syndrom (siehe S. 41) war zur Kontrolle. Sie jammerte während des gesamten Termins, ihr Bauch sei so riesig und dauernd im Weg, alles sei so furchtbar anstrengend, und sie glaubte zu platzen.

Dann ging sie kurz zur Toilette, kam wieder und schlug entsetzt die Hand vor den Mund: »Ich nehm alles zurück und beschwer mich nie wieder!« Es stellte sich heraus, dass ihr auf dem Gang die Vierlingsmutter begegnet war, die schon in der 27. Woche einen pralleren Bauch als sie in der 40. hatte.

Ich kicherte. »Sieht aus, als würde sie unter ihrem Nachthemd einen Sitzsack transportieren, gell? Die Arme kann übrigens nur noch im Sitzen schlafen…«

»Wie gesagt, mir geht es prächtig«, sagte die Frau und lachte.

Immer penibler wurde unsere Vorbereitung für den großen Vier-gewinnt-Tag: Auf der Kinderintensiv mussten die Inkubatoren bereitstehen, wir würden schließlich vier Frühchen auf einmal bekommen. Wir machten auch eine Art Wer-wird-wo-stehen-Besprechung, denn im OP würden an dem Tag 28 Leute Platz finden müssen. (Bei mehr als zwei Kindern in so einer frühen Schwangerschaftswoche wird in aller Regel ein Kaiserschnitt gemacht. Bei einer Vierlingsgeburt sind neben den Eltern dann allein für jedes Kind ein Kinderarzt und eine Kinderintensivpflegekraft anwesend sowie zwei Oberärzte der Neonatologen, zwei Anästhesisten mit Pflegekräften, daneben die Operateure und OP-Assistenten, Hebammen und Studenten (so eine Geburt sieht man ja nicht alle Tage). Als sich der Gebärmutterhals weiter verkürzte, bekam Frau A. auch die sogenannte Lungenreifespritze, das darin enthaltene Cortison gibt den Babykörpern das Signal, mehr Surfactant auszuschütten, eine Art Finish für die Lungenbläschen, um die Atmung von Frühgeborenen zu stabilisieren.

Weil aber jeder Tag im Bauch zählte, wartete man ab, bis die Frau von selbst muttermundöffnende Wehen entwickelte oder die Fruchtblase sprang. Bei 31+2, also nach 31 Wochen und zwei Tagen – ich hatte gerade meine Frühschicht angetreten –, war es so weit. Regelmäßige, kräftige Wehen hatten eingesetzt, und die Zeichen standen deutlich auf Geburt. Das Team wurde zusammengetrommelt, bei der letzten Mannschaftsbesprechung steckten alle noch mal die Köpfe zusammen wie vor dem Championsleague-Finale, und dann ging es los. Tschakka.

Weil für so kleine Frühchen neben der Atmung auch Auskühlen ein großes Problem ist, hatte man den OP, der sonst – auch wegen der Keimgefahr – eher kühl gehalten ist, auf muckelige 32 Grad hoch geheizt. Die Kollegen schwitzten in ihrer OP-Kleidung und vielleicht auch ein wenig vor Aufregung.

Die Frau bekam wie bei den meisten Kaiserschnitten üblich nur eine Teilnarkose. Jeder stand bereit an seiner Position. Es war mucksmäuschenstill. Der Operateur setzte den Schnitt, arbeitete sich durch die Bauchdecke. Und dann hob er das erste Kind aus dem Bauch – noch in der Fruchtblase, um die Kleine zu schonen. Behutsam wurden die Eihäute entfernt. Die Haut hummerrot, die Ärmchen winzig – so wenig Mensch, so zart. Nur knapp drei Pfund wog das Mädchen.

Die Kollegen der Pädiatrie funktionierten wie ein Uhrwerk: Einer rubbelte es trocken, ein anderer hörte mit dem Stethoskop Lunge und Herz ab, ein dritter klebte Elektroden auf, Armbändchen mit »A« dran. Check. Am Bauch ging es weiter mit Kind Nummer 2. Es war ein wenig wie beim Boxenstop: Jeder hatte seine Aufgabe und wusste, was im Gewusel zu tun war. Es war der große Preis von OP 4, und ich war live dabei. Heute zugegeben mehr als Zuschauer. Sonst nehme ich das Kind entgegen, aber bei einer solchen Geburt übernehmen direkt Kinderarzt und Intensivpflege. Und von denen gab es ja allein acht im OP, für jedes Kind ein

Zweierteam. Sie brachten die Babys sofort in den Vorraum, wo die Inkubatoren ebenfalls markiert mit ABCD standen.

Zwei große Fragen stehen am Anfang eines jeden Frühchens: Schafft es es, die Wärme zu halten? Und kann es selbstständig atmen? Frau A.s Mädchen konnten. Alle vier. »Gibt ja quasi nix zu tun«, witzelte einer der Oberärzte der Kinderklinik. Jetzt hieß es päppeln und warten, was die Tage und Wochen so brachten. Die Babys sollten etwa bis zum errechneten Termin bei uns auf der Kinderintensivstation bleiben, ihre Chancen standen gut.

Am Ende dieses Tages feierten wir im Team, mit alkoholfreiem Bier und Butterbrezen, für uns war ein Abenteuer zu Ende gegangen. Für die Familie ging es jetzt erst los.

»ICH WOLLTE DAS KIND NICHT SEHEN, SONST HÄTTE ICH ES NICHT GESCHAFFT«

Über Adoption

Frau S. war jung, Anfang 20, und als sie uns sagte, sie werde das Kind nicht behalten, tat sie das mit einer Reife und sanften Klarheit, die mich überraschte. Von Kindern, die nach der Geburt in Adoptiv- oder Pflegefamilien kommen, erfahren wir oft vorab, indem das Jugendamt uns eine schwangere Frau per Fax ankündigt: Meist sind es Frauen mit schweren psychischen Erkrankungen oder Suchtkranke. In vielen Fällen gibt es bereits ein Geschwisterchen, das in Obhut genommen wurde.

Der Fall, dass eine Schwangere wie Frau S. spontan zu uns in die Geburtsstation kommt und uns sagt, dass sie ohne ihr Baby nach Hause gehen wird, ist der seltenere, kommt aber auch immer wieder vor.

Erst neulich hatten wir ein Romeo-und-Julia-Paar bei uns, beide knapp über 18. Die Eltern durften aus religiösen Gründen nichts von der Beziehung wissen. Wie sie die Schwangerschaft über so lange Zeit verheimlicht hatten, war mir ein Rätsel. Die junge Frau brachte ihr Baby bei uns im Rahmen einer vertraulichen Geburt zur Welt, das heißt unter anderem Namen – eine Möglichkeit, die Frauen in Not hierzulande haben –, und gab es zur Adoption frei. Es war dramatisch, weil ihr Freund sie während der Geburt verließ und nach Hause ging, sein »Alibi« wäre sonst aufgeflogen. Die Frau weinte während der gesamten Zeit bitterlich.

Doch zurück zu Frau. S., die gefasst war und sich das alles sehr gut überlegt zu haben schien. Wir behielten sie gleich da, sie war schon zehn Tage über Termin. Mit ihrer Sporttasche in der Hand begleitete ich sie zu ihrem Zimmer. »Was machen Sie eigentlich beruflich, Frau S.?«, fragte ich sie.

»Ich bin Altenpflegehelferin«, sagte sie, »noch in der Ausbildung.« Die CH-Laute verrieten einen leichten osteuropäischen Akzent.

»Und macht das Spaß?«, fragte ich.

»Ja, aber man verdient nicht viel, ich kann selbst kaum davon leben, und ich habe keine Unterstützung, weil ich ganz alleine bin.«

Ich schluckte.

Sie nahm ihre Pantoffeln mit Dalmatinern darauf aus der Tasche und stellte sie vor das Bett.

»Was haben Sie da drauf?«, ich deutete auf den MP3-Player auf dem Beistelltisch.

In ihrem runden, kindlichen Gesicht zeichnete sich zum ersten Mal ein Lächeln ab: »Shakira! Ich mag die, die macht so gute Laune.«

Es folgten die üblichen Untersuchungen, und als die Wehen am nächsten Tag immer noch nicht an Kraft gewannen, leiteten wir die Geburt ein. Normalerweise spreche ich unterdessen mit den werdenden Müttern über das Kind: Haben Sie schon einen Namen? Ist zu Hause alles vorbereitet? Doch die Brücke, die sich sonst durch diese dritte, noch unsichtbare Person im Raum bildet, diese Art von Zugang konnte hier nicht entstehen. Auch meine üblichen Sprüche und Wasserstandsmeldungen (»Unser kleiner Kumpel hier hat sich schon in Position gebracht«), Dinge, die andere Mütter und ihre Partner oft zum Schmunzeln bringen, kamen mir unangebracht vor. Genauso wie das Thema krampfhaft zu umschiffen. Ich fühlte mich hilflos.

Was redet man neun Stunden lang mit jemandem, der die Geburt einfach nur hinter sich bringen will? Ich erkundigte mich immer wieder nach ihr, wie es ihr gerade geht. Die Ausläufer jenes Erdbebens, das die Nachricht, schwanger zu sein, vor neun Monaten bei ihr ausgelöst hat, waren immer noch spürbar. Der Schock, die Zweifel und Unsicherheit, vielleicht auch die Trauer über die Situation mit dem Vater (der sie, wie sie irgendwann in diesen Stunden andeutete, verlassen hat); doch ich merkte auch: Sie hatte eine Entscheidung getroffen, die sie erleichtert hat. Adoption. Eine Entscheidung, die für sie unausweichlich war. Unendlich verantwortungsbewusst und selbstlos. Das Wohl ihres Kindes lag ihr so sehr am Herzen, dass sie es weggab.

Leider ging die Geburt nicht voran. Obwohl der Muttermund geöffnet war und sie starke Wehen hatte, kam das Kind nicht durch den Geburtskanal. Bitte kein Kaiserschnitt, dachte ich, als die Schädeldecke des Babys keinen Zentimeter tiefer vordrang. Bitte nicht! Und doch zeichnete sich genau das immer mehr ab. Kurz vor meinem Schichtende wurde Frau S., schweißnass und sichtlich verausgabt, schließlich in den OP geschoben. Ich drückte ihre Hand. »Jetzt haben Sie es gleich geschafft.« Wie ätzend mussten die Schmerzen nach der OP sein, wenn man nicht einmal das Kind in der Hand hält, für das man all die Strapazen in Kauf genommen hat? Und auch noch eine sichtbare Narbe zurückbehält als ewige Erinnerung? Das waren nur meine Gedanken, vielleicht empfand sie es ja ganz anders – ich hoffte es.

Als ich am nächsten Tag wieder meinen Dienst antrat, war ihr Zimmer schon neu belegt. Man hatte Frau S. auf die allgemeine gynäkologische Station gebracht, das wird bei Adoptionen oft so gehandhabt, um die leiblichen Mütter im Nachhinein vor quäkenden Babys und glücklichen Eltern zu verschonen. Die Kollegin der Frühschicht erzählte, die Adoptiveltern seien direkt nach dem Kaiserschnitt da gewesen, um das Baby in Empfang zu nehmen – überglücklich ob der Nachricht.

Ich schaute noch mal bei Frau S. auf der Gyn vorbei. Nachdenklich blickte sie aus dem Fenster, die Kopfhörer im Ohr, irgendwie gelöst, lag sie in ihrem Bett. »Wie geht es Ihnen?«

»Gut, aber noch etwas müde.«

Ich fragte sie, ob sie das Kind nach der Geburt überhaupt gesehen habe.

Sie schüttelte den Kopf. »Sonst hätte ich es nicht geschafft.« Ich nickte. Genau diesen Satz hatte auch die Romeo-und-Julia-Frau gesagt. »Jetzt bin ich einfach nur froh, dass die Kleine in guten Händen ist.«

»Das ist sie bestimmt«, sagte ich. Dann blieb ich noch ein Weilchen an ihrem Bett sitzen.

Am selben Abend – ich kam gerade von der Schicht nach Hause – hatte ich eine Nachricht auf meinem Anrufbeantworter: »Hallo Frau Böhler, wir haben eine sehr kurzfristige Anfrage«, sprach da eine Frau aufgeregt aufs Band. »Wir sind heute zu einer Adoptivtochter gekommen. Wir standen lange auf der Warteliste, jetzt ging es so schnell! Könnten Sie vielleicht die Nachsorge übernehmen?« Ich drückte auf »Wiederholen«, denn ich konnte nicht glauben, was ich da hörte.

»ICH WILL MEINEN KÖRPER ZURÜCK!«

Über die Rückbildung

Als ich die Treppe zu Frau F.s Wohnung hochging, fielen mir die vielen Laufschuhe vor der Tür auf: In jeder Farbe des Regenbogens standen da jeweils ein Männer- und ein Frauenpaar. Trainierten die für den Marathon? »Wann kann ich denn wieder?«, war dann auch gleich die erste Frage, die Frau F. bei meinem Wochenbettbesuch stellte. »Sex oder Sport«, fragte ich zwinkernd, während ich meine Jacke auszog.

»Sport!« Sie sah zu ihrem Partner. »Ok, beides.«

Ich grinste. »Also Sport, wenn die Rückbildung abgeschlossen ist, so nach sechs bis acht Wochen. Bis dahin sollten Sie aber schon gezielt mit Beckenbodentraining beginnen, und das ist, wenn man es richtig macht, auch nicht ohne. Mehr geht dann erst, sobald der Beckenboden mitmacht.« Ich erklärte ihr, dass man sich den Beckenboden nach der Geburt wie ein ausgeleiertes Trampolin vorstellen müsste und dass sie, wenn sie diesen nicht trainiere, Probleme bekommen und inkontinent werden könne.

»Und Bauchmuskeltraining?«, hakte sie nach. Dafür gilt dasselbe: Erst vorher den Beckenboden trainieren und halten können ... Frau F. nickte einsichtig.

Sie wirkte sehr betrübt, wie sie so auf dem Sofa und dem (Becken-)Boden der Tatsachen saß, ein Spucktuch über der Schulter und ihren vier Wochen alten Sohn, den kleinen Milo, an ihrer Brust. Wobei, was heißt klein: Knappe fünf Kilo hatte er bei der Geburt auf die Waage gebracht, er gehörte der Spezies Brummer an. DAS war mal eine sportliche Leistung: Frau F. hatte ihn spontan geboren, und das bei ihrer drahtigen Figur und ihren schmalen Hüften. Wie es zu so kräftigen Babys kommt, weiß man nicht genau. Diabetes kann ein Grund sein, aber Frau F. hatte keinen. Wahrscheinlich war es einfach Veranlagung. Von ihrer Mutter wusste sie, dass einige in der Familie als Baby sehr groß waren.

Angetrieben von ihrem eigenen Ehrgeiz – Frau F. und ihr Freund waren tatsächlich Hobbytriathleten – und vielleicht auch von dem Gedanken, dass sich ein gesunder Lebensstil auf das Baby im Bauch auswirken würde, war Frau F. bis in den sechsten Monat mehrmals die Woche joggen gewesen und bis kurz vor der Entbindung schwimmen. Wie vor der Schwangerschaft auch. Dagegen hatte ja auch nichts gesprochen. Nur jetzt konnte sie das Training nicht nahtlos wieder aufnehmen.

Durch die Geburt hatte sie zwar schon neun Kilo Gewicht verloren – durch das Fruchtwasser, das Gewicht des Babys, durch die Plazenta und Wassereinlagerungen. Aber ihr Bauch war, wenn auch weniger prall, immer noch ziemlich groß (auch im Vergleich zu anderen Babybäuchen nach der Geburt). Hatten ja auch fünf Kilo Milo dringesteckt. »Ich war gestern beim Frauenarzt zur Laborkontrolle«, erzählte Frau F. »Im Wartezimmer hat mich eine der Frauen gefragt, wann es denn bei mir so weit ist.«

»Autsch!« Ich verzog das Gesicht.

»Die Frau hat es sicher nett gemeint«, sagte Frau F. »Aber ich frag mich schon, wann der Bauch sich wieder zurückbildet.«

Es ist die zweithäufigste Frage nach »Kommt bei der Geburt Stuhlgang mit raus?« Bitte wieder so aussehen wie vor der Schwangerschaft, unverzüglich zu den Originaleinstellungen zurück – das wünschen sich so viele Frauen. Ich frage mich immer, warum wir denken, unser Körper – egal ob der von Frauen oder Männern – dürfe sich nicht verändern. Nicht drastisch an Gewicht gewinnen, nicht altern, nicht faltig werden.

Die einzige gesellschaftlich akzeptierte Veränderung ist die Schwangerschaft. Für die Zeit direkt danach behaupten die Heidi Klums dieser Welt und Voyeurismus-Postillen wie *In Touch* oder *Ok!*, dass es diesen ominösen Resetknopf für den Körper eben doch gibt: Wenn man sich nur genügend anstrengt und richtig ernährt und mit seinem Personal Coach gezieltes Training macht, dann bekommt man zusätzlich zu einem Kind noch eine weitere Trophäe: den »After Baby Body«. Was für ein Bullshit. Und wie gefährlich.

Ja, manche Frauen haben glückliche Gene und super Bindegewebe, da sieht man nach Monaten wirklich kaum, dass sie ein oder mehrere Kinder bekommen haben. Da schlabbert nichts, da stehen die Brüste. Schön für sie. Es ist nicht der Normalfall.

Auch mit immer mehr Produkten wird den Frauen suggeriert: Wenn du hier cremst und da ölst, bekommst du keine hässlichen Schwangerschaftsstreifen. Das heißt im Umkehrschluss, wenn nicht, selber schuld, oder was?

Noch mal: Vieles ist Veranlagung. Und ja, man muss auf seinen Körper achtgeben, egal ob schwanger, im Wochenbett oder einfach so. Aber sind diese Streifen nicht die denkbar schönsten Spuren des Lebens? Der Beweis, dass man einen anderen Menschen produziert, *aus sich heraus* hervorgebracht hat? Volle Props für alle Mütter, die in den sozialen Netzwerken seit einigen Jahren unter Hashtags wie #loveyourlines oder #takeback-postpartum zeigen, wie ihr Körper eben aussieht nach einer Schwangerschaft – eure Offenheit ist so wohltuend.

Eine Hippie-Klischee-Hebamme aus der Ausbildung, über deren Wallewalle-Klamotten wir uns immer amüsiert haben, hat mal darauf hingewiesen, dass der Bauch einer Frau nach der Geburt aus einem ganz bestimmten Grund weich und gemütlich ist: damit sich das Baby einkuscheln kann. Recht hat sie.

Aber das Schlank- und Straff-Postulat, dem Frauen ihr Leben lang ausgesetzt sind, führt dazu, den von der Schwangerschaft gezeichneten Bauch nicht als weich und gemütlich, sondern als faltig und wabbelig wahrzunehmen. Selbst wenn die meisten verstandesmäßig wissen, dass »das noch weggeht«, bekümmert es sie im Wochenbett. Da mischt sich zum Schlafmangel, zur Alltagsüberforderung ob all der neuen Aufgaben und Sorgen, zum Eindruck, ein Leben als Milchvollautomat zu führen, der simple Wunsch: Ich will mein Leben zurück, und das heißt vor allem: meinen Körper.

»Ach, Liebes! Gib dir noch etwas Zeit«, sagte schließlich Herr F., während er sich die Laufschuhe zuschnürte und zum Joggen loswollte. Draußen schien nach vielen grauen Tagen erstmals wieder die Sonne.

»Du hast leicht reden…«, entgegnete ihm Frau F. bitter.

»Ich weiß. Mir würde der Sport auch fehlen. Aber ich kann nur sagen: Ich bin unglaublich stolz auf dich, deinen Körper und was er geleistet hat.« Er gab erst dem Kleinen ein Bussi, dann ihr. Ich schmolz kurz.

Als die Tür ins Schloss fiel, heckte ich mit Frau F. einen Plan aus, wie sie peu à peu wieder aktiver werden konnte. Ich merkte, dass nur das sie aus diesem Loch herausziehen würde. Wir machten einen Trainingsplan für Beckenbodenübungen, ich zeigte ihr ein paar You-Tube-Videos mit Anleitungen, gab ihr Tipps, wie sie kleine Übungen in den Alltag und sogar in den Kinderwagenspaziergang einbauen konnte; und ich nahm ihr das Versprechen ab, es wirklich langsam angehen zu lassen. Dann packte ich meine Sachen, schwang mich auf mein Fahrrad und genoss den Fahrtwind, während ich motiviert in die Pedale trat.

WALGESÄNGE UND »APOCALYPSE NOW«

Über Musik im Kreißsaal

Der Rucksack, den die Frau zur Geburtseinleitung mitbrachte – zusätzlich zu einem Rollkoffer wohlgemerkt –, war verdächtig groß. Als sie ihn öffnete, kam eine CD-Sammlung zum Vorschein. Turmweise baute sie die Platten auf dem Tisch neben dem Kreißsaalbett auf. Sie nahm den mächtigen Harry-Potter-Hörbuch-Würfel heraus, sieben Bände, jeder einzelne – das wusste ich von meinen Nichten – umfasste 11 bis 14 CDs. »Ich hab so ein Gefühl, dass es länger dauern könnte«, sagte Frau P. »Deswegen hab ich mir was zur Unterhaltung mitgebracht.«

Klingt nach Phrase, aber stimmt: Frauen müssen sich wohlfühlen unter der Geburt. Die Hormone, die ja sehr ähnlich zu denen sind, die beim Sex ausgeschüttet werden, reagieren empfindlich auf Angst und Stress, deswegen ist ein geschützter Raum wichtig, dezente Beleuchtung und ein allgemeines Gefühl der Entspannung.

Auch Musik trägt da eben einen großen Teil dazu bei. Die Leute können ihre Favoriten mitbringen. Frau P. war noch von der alten Schule, die meisten stöpseln heute einfach ihr Handy in unsere Lautsprecherboxen. Gibt's von Spotify eigentlich schon eine Birth-Playlist? Das wär doch mal was! 84 Stunden – wenn's mal wieder länger dauert.

In unserem Kreißsaal liegen seit Jahren die gleichen fünf CDs. Darunter mein Favorit: »Air« Moon Safari, ein Meilenstein des Meditationsgedudels. Mittlerweile bin ich schon selbst darauf konditioniert, in tiefe Bauchatmung zu verfallen, sobald die ersten Takte Meeresrauschen und Percussion-Beat erklingen, so oft habe ich es gehört.

Doch es tut immer noch gute Dienste: Neulich nahm ich eine junge Frau in Empfang, es war ihre erste Geburt. Sie sah sehr verkrampft und ängstlich aus. Auf jedes Geräusch reagierte sie schreckhaft wie ein Reh, traute sich kaum, sich zu setzen, geschweige denn, nur irgendwas anzufassen. Ich schlug vor, ihr eine Wanne einzulassen. Während sie noch eine Kleinigkeit aß und wir nach den Herztönen des Babys hörten, bereitete ich im Bad nebenan alles vor, dimmte das Licht, zündete ein paar Teelichter an und tröpfelte etwas Lavendelöl in ein Schälchen. Es fehlten eigentlich nur noch die Rosenblätter im Wasser, und wir hätten für eine Spa-Broschüre fotografieren können. Vom CD-Player flöteten die guten alten Tracks von »Air«, als die Frau in den Raum trat und mit einem Mal Tränen der Rührung in den Augen hatte. Sie habe nie im Leben damit gerechnet, dass es im Krankenhaus so »schön« sein könne, sagte sie ergriffen. Ich war ein bisschen stolz.

Einmal fiel mir die »Air«-CD aber böse auf die Füße: Ich betreute eine Frau, während im Kreißsaal direkt neben dran eine Patientin schrie, als ginge es um ihr Leben. Irre laut, irre schrill. Es klang, ich übertreibe nicht, wie eine Folterszene. Die Schwangere, die ich betreute, war dagegen eher von der duldsamen, stillen Sorte – ich hatte Sorge, die Panikschreie aus dem angrenzenden Zimmer könnten sie vielleicht verunsichern, gar anstecken. Wir waren gerade in der heiklen Phase, wo die Geburt zum Erliegen kommen könnte, wenn sich die Wehenhormone verflüchtigten. Mir selbst zog sich ja auch alles zusammen.

Also drückte ich beim CD-Player heimlich auf Start und drehte die Lautstärke etwas hoch, »Air« fing an zu dudeln und übertönte – zumindest teilweise – den Lärm nebenan. Die Frau, die beim Wehen-Veratmen bis dato die Augen geschlossen hatte, öffnete sie nun schlagartig und sagte streng: »Schatz, mach das bitte wieder aus.«

Der Mann kleinlaut: »Aber, ich war das nicht.«

Nun blickten beide mich an: »Ich dachte, das könnte Sie etwas entspannen.« In Wahrheit war auch ich es, die bei dieser Geräuschkulisse Ablenkung brauchte. Beide nickten, ich deutete es als stille Zustimmung. Wochen später musste ich in einem Forum über unsere Geburtsstation lesen, dass sich genau diese Frau beschwert hatte: Sie sei unter der Geburt ungefragt mit Eso-Musik beschallt worden. Dabei hatte ich ihr (und mir) ja nur helfen wollen. Ach, wie man's macht...

Es gibt auch lustigere Fälle. Eine Frau brachte mal eine Klassik-Playlist mit, ein kunterbunter Best-of-Mix von »Der kleinen Nachtmusik« über die »Vier Jahreszeiten«. Es war eine heimelige Szene, mitten in der Nacht, nur eine kleine Nachttischlampe tauchte den Raum in gemütliches Licht – Frau L. schob sachte mit, und das Köpfchen war schon fast draußen –, da folgte auf zarte

Geigenklänge plötzlich mit großem Getöse »Der Ritt der Walküren«. Ich schaffte es gerade so, ein Lachen zu unterdrücken, als der Mann plötzlich ausrief: »Apocalypse Now!« Wagners dramatisches Stück kommt schließlich in Stanley Kubricks Film über den Vietnamkrieg vor. Da der Name aber heute nicht Programm werden sollte, drückte der Mann schnell auf »weiter«. Das nächste Stück war der Radetzky-Marsch. Nun prusteten wir alle drei los, und die Mutter brachte laut lachend ihr Kind auf die Welt.

In den Jahren habe ich schon alles auf der Station gehört – von sphärischen Walgesängen und Regenbogenentspannung bis Battle-Rap und Rolf Zukowskys »Wie schön, dass du geboren bist« – passend fürs Finale.

So weit war es bei Frau P. immer noch nicht, sie hatte Recht behalten. Die Einleitung hatte sich wie erwartet über Tage und etliche Hebammen-Schichtwechsel hinweg gezogen. Ein Harry-Potter-Marathon über Früh-, Spät-, Nachtschichten. Mein letzter Stand war irgendwo zwischen »Der Gefangene von Askaban« und »Der Feuerkelch«, als ich mich Mittwochabend von ihr verabschiedete und sie noch vergebens auf Wehen wartete.

Als ich am nächsten Mittag zum Spätdienst kam, dröhnten mit einem Mal Bassgewummer und schwere Gitarre durch den Kreißsaaltrakt. Metallica? Guns'n'Roses? Als ich zu ihr ins Zimmer kam, verstand ich mein eigenes Wort nicht. Zum Glück waren wir aktuell nicht so stark belegt – so musste ich nicht gleich zum Leiserdrehen ermahnen.

»Alles okeee?«

Frau. P. rief durch den Lärm zurück: »Ich mag nicht mehr! Hab mal was anderes aufgelegt. Kennen Sie The Bosshoss?«

»Ich wusste gar nicht, dass die so rockig sind!«, sagte ich und wurde nun Zeuge, wie Frau P. hüftkreisend, verschwitzt – und war das eine Art Headbang? – in Richtung Sprossenwand rockte.

Keine zwei Stunden später war das Kind da.

BÜHNE FREI
FÜR DIE PLAZENTA

Über ein Superorgan

Als Frau W.s Plazenta herauswobbelte, dachte ich: »Das ist mal ein prächtiges Exemplar!« Symmetrisch-rund, ein perfektes, frühstückstellergroßes Omelett. Nur halt dunkelrot wie ein abgehangener Rinderbraten statt dottergelb. Die Oberfläche war, wie es sich gehört, auf der einen Seite blutrot-glänzend, auf der anderen glasigschimmernd, das kam von den Eihäuten, jenem doppelwandigen Ballon, der neun Monate lang die Wohnung für dieses Baby war. Bis zwangsgeräumt wurde.

Hey, hallo, bitte mal hersehen: Die Plazenta ist daaaaa! Doch die Aufmerksamkeit der Eltern galt ein Stockwerk weiter oben ungebrochen ihrem Kind, einem gelockten Jungen, der zugegeben auch nicht ganz schlecht geraten war. »Da bist du ja endlich, na duuuuu. Wir haben uns so auf dich gefreut!«, sagte die Mama tief ergriffen unter Tränen, der Mann schniefte auch, strich erst ihr und dann dem Baby über die verklebten Löckchen. Ich huldigte währenddessen diesem perfekten Stück Biologie, das da zwischen den Beinen der Frau auf dem Bett lag, und inspizierte die Plazenta noch mal genau: Die Adern darin schimmerten wie das Astwerk einer majestätischen Eiche. In exakt drei Gefäßen liefen sie zusammen und bildeten als verschlungenes Band, das aus der Plazenta erwächst, die Nabelschnur.

Wie wohl die meisten Hebammen habe ich einen kleinen Plazenta-Fetisch. Ich liebe dieses Wunder-Meta-Über-Organ, das für das Baby Aufgaben einer Niere, Leber, Lunge und eines Herzens übernimmt. Unser Körper ist ja nicht sonderlich gut darin, Organe aus sich selbst heraus zu produzieren oder zu reparieren. Doch dieses Multifunktionstool, das fest an der Gebärmutterinnenwand klebt, wird für jede Schwangerschaft neu erzeugt. Und danach entsorgt. Muss man sich mal vorstellen. Irre!

Ich war mit meiner Analyse fertig, da waren keine Ausbuchtungen, Nebeninseln, fehlenden Teile, der Nabelschnuransatz lag auch nicht auf den Eihäuten (dieser Sonderfall heißt »insertio velamentosa« und hätte in der Geburt zu schweren Komplikationen führen können). Nun war es an der Zeit, die Nabelschnur zu durchtrennen, traditionell ja Aufgabe des frischgebackenen Vaters, auch wenn ich manchmal denke, das sollten gerade wegen der Symbolik die Frauen selbst machen; sie sollten die körperliche Verbindung zwischen sich und dem Baby lösen.

Noch immer ganz benommen vor Glück drückte Herr W. feierlich die Schere zusammen, war aber wie die meisten erstaunt, wie schwer er sich tat: Ja, die feste Eihautwand und die Wharton-Sulze, jener transparente Glibber, der wie ein Isolierkabel die Nabelschnur umgibt, haben es in sich (ein cleveres Feature des Körpers, denn so kann die Blutversorgung fürs Baby nicht so leicht abgequetscht werden).

Herr W. fasste noch mal nach, durchschnitt die Stelle – und war selig. Jetzt geht's los, das Leben dieses jungen Menschen, mit dem man, obwohl man ihn trennt, für immer verbunden bleibt. Gut gefällt mir ja der Brauch einiger indianischer Völker, die Nabelschnur zu trocknen, aufzurollen und in einer kleinen Metalldose dem Kind als Amulett zu geben. Als Erinnerung daran, dass es für immer mit seiner Mutter verbunden sein wird.

Zurück zu den W.s, deren Geburt erst jetzt, etwa 30 Minuten, nachdem der kleine Lockenkopf geschlüpft war, abgeschlossen war: in dem Moment, als die Plazenta sich vollständig durch das Zusammenziehen der Gebärmutter gelöst hatte und im Ganzen herausgekommen war. Viele wissen nicht, dass die Plazentaphase zu den heikelsten Minuten einer Geburt zählt. Löst sich der Mutterkuchen gar nicht oder nur teilweise oder kontrahiert sich die Gebärmutter nach dem Herausgeben der Plazenta nicht richtig, können die Frauen verbluten.

Deshalb gratulieren wir Geburtshelfer zum Kind immer erst, wenn die Plazenta da ist. Nachdem die anfängliche Überwältigung angesichts des Kindes ein klein wenig nachgelassen hat, war meine Chance gekommen: »Wollen Sie nicht doch mal diese wunderschöne Plazenta betrachten – so was sehen Sie nicht oft in Ihrem Leben!«

»Also gut«, sagte Frau W. und fasste sich ein Herz. Das habe ich schon oft beobachtet: Ist die Anspannung erst mal abgefallen, haben viele Paare plötzlich Sinn für die Faszination dieses Stück Zauberfleischs. Ich erklärte, es sei nicht nur Versorgungsstation für das Baby gewesen, sondern auch das erste Spielzeug: wie ein Kissen, an das es sich kuscheln konnte.

»Wollen Sie die Plazenta mit nach Hause nehmen?«
Ich frage das immer, und die Reaktionen sind genau so
wie bei den W.s: Der Mann sah mich mit aufgerissenen
Augen an. Die Frau rief: »Ihhh! Machen das wohl manche???« Ich sagte: »Na klar!« Und erzählte, dass manche die Plazenta in der Erde vergraben und einen Baum
für das Baby darauf pflanzen. Andere wollen sie einfach
noch ein bisschen bei sich haben. Ich habe schon von
Kunstabdrücken gehört, die manche Frauen erstellen
ließen. Von globuliartigen homöopathischen Mitteln,
die manche daraus fertigten. Und es kommt auch immer
mal wieder vor, dass Frauen ankündigen, sie zu Hause
essen zu wollen. Eine Mutter, die von meiner Kollegin
betreut wurde, wollte direkt nach der Geburt ein Stück
probieren. »Bitte was?« Frau W. kriegte sich fast nicht
mehr ein.

Sie habe es schon unter der Geburt angekündigt,
erzählte ich, und als die Plazenta schließlich vor ihr gelegen ist, habe sie mit Daumen und Zeigefinger ein kleines
Stück daraus abgebrochen und in den Mund geschoben.
Ich weiß leider nicht mehr, was meine Kollegin über den
Geschmack erfahren hatte. Aber ich persönlich stelle
mir Plazenta geschmacklich vor, wie Regelblut riecht:
metallisch. Konsistenz: Semmelknödel.

Es war klar, die W.s waren jetzt eher nicht der Typ
für Kaffeekränzchen und Mutterkuchen, aber es überraschte mich dann doch, als ich sie zwei Tage später mit einer Plastiktüte nach Hause gehen sah. »Die
Idee mit dem Baum finden wir gut!«, sagten sie fröhlich. »Ihre Kollegin hat uns eine Tupperschüssel über-

lassen, die in der Teeküche liegen geblieben war.«
Herr W. hielt die Tüte hoch. Ich winkte zufrieden zum
Abschied.

UNWIRKLICH SCHÖN

*Über das Wunder
der Geburt*

Der harte Kern bei unserem Skihüttenausflug ist jedes Jahr gleich, nur manchmal kann wer beruflich nicht, oder an den Rändern unseres Freundeskreises ist Bewegung, und jemand bringt noch wen mit. Neuerdings eben auch den Nachwuchs. Aber seit mehr als zehn Jahren schaffen wir es, an diesem einen Wochenende im März zu siebt, zu acht, zu neunt in die Berge zu fahren. Ich liebe die Geborgenheit meines Freundeskreises, den ewigen Refrain aus schlechten Witzen, Käsespätzle und Wettervorhersagen-Gefachsimpel.

In diesem Jahr kam es zu einem interessanten Gespräch über meinen Beruf. Wir saßen am letzten Abend nach dem Essen in der Stube zusammen – mit von der Frühlingssonne glühenden Pistenbäckchen. Sebastian und Tina hatten gerade ihre kleine Emma ins Bett gebracht, Stefan und Ines saßen über einem Kreuzworträtsel, Michi hatte die Gitarre geholt und spielte zaghaft. Während ich abspülte, quetschten mich Sarah und Bine einmal mehr aus, was denn die lustigsten Babynamen wären, die mir je untergekommen sind.

»Ein bisschen vermiss ich die Arbeit schon«, sagte ich irgendwann nachdenklich und ließ einen Tellerturm ins Spülwasser gleiten.

»Boah, das versteh ich nicht!«, widersprach Bine energisch. »Wie kannst du das überhaupt aushalten jeden

Tag. Was du da alles siehst! Das ist doch eklig. Ich schwöre hier und jetzt, wenn es mal bei mir so weit ist, möchte ich einen Kaiserschnitt mit Vollnarkose. Bloß nichts mitbekommen.«

Aus dem Spaghetti-Bolo-und-Chianti-Koma waren nun alle erwacht. Ich schluckte leicht pikiert. Auf die Diskussion Wunschkaiserschnitt wollte ich mich gerade nicht einlassen, daher antwortete ich: »Ich finde Geburten eben wahnsinnig schön. Nicht alle, aber sehr, sehr viele.«

Bine konnte es nicht fassen. »Schmerzen, Schamhaare, Blut und Kacke – was ist denn daran bitte schön?«

Und dann erzählte ich von den Bildern in meinem Kopf. Von diesem Strahlen, das Schwangere umgibt. Von den Rundungen, der lebenssatten Prallheit. Das weibliche Schönheitsideal ist derzeit ja eher knabenhaft und athletisch, diese überbordende Weiblichkeit ist ein ungewöhnlicher Anblick, zumindest bei jungen Frauen. Allein, wie weich und rund das Gesicht ist. Die Wangen. Aber auch die Brust, der Bauch, der Po. Das hat was Freundliches, was Sanftes.

Und dann: das Wunder des Lebens. Wie kann einen das nicht faszinieren? Was für ein filigran-komplexes Zusammenspiel allein die Konzeption ist. Und wie dann aus einem Zellhaufen ein Mensch wird. Ich drehte mich kurz um. »Tina zum Beispiel sagte mir mal, sie habe Emma in ihrem Bauch ganz früh gespürt, schon in der 15. Woche. Ein feines Kitzeln tief in ihr drin, wie ein Schmetterling, den man auf der Hand hält. Wie irre ist das: Du gehst arbeiten, essen, schlafen, und währenddessen produzierst du einen anderen Menschen. In dir. Bist im ständigen Zwiegespräch. Weißt, du bist jetzt schon nicht mehr allein, nie mehr.

Und dann die Geburt: wie sich die Frauen bewegen. Manche haben so ein intuitives Gefühl, selbst beim ersten Kind, was sie tun müssen, was ihnen guttut, ich muss oft gar nicht viel sagen, sondern beobachte beeindruckt, wie sie ihr Becken wiegen, sich ganz selbstverständlich durch den Raum bewegen, bewusst atmen, ganz bei sich und dem Moment sind. Woher kommt dieses Wissen, wer hat es vermittelt?«

»Tinas Stärke, als sie Emma bekam, war krass faszinierend«, sagte Sebastian nun, »da war so viel Kraft, das hat mich umgehauen.« Und dann zu ihr gewandt: »Wie unglaublich schön du ausgesehen hast, Liebes. Das werde ich nie vergessen.«

Ein kollektives »Aww« ging durch die Stube. Sebastian legte jetzt erst richtig los. »Nein, im Ernst, ihr Frauen seid so faszinierende Wesen. Ich hab genau beobachtet, wie die Hebamme mit Tina interagierte, sie war ja voll im Tunnel, fast weggetreten, aber diese eine Frau drang zu ihr durch, stand ihr – ganz wörtlich – zur Seite. Ich war total abgemeldet!«, sagte Sebastian und lachte.

Mit den Händen noch im Spülbecken drehte ich mich zu Bine um. »Ich empfinde an Geburten nichts eklig. Über körperlichen Ekel wächst man schnell hinaus. Für mich ist es eine Ehre, dass ich bei so intimen Momenten dabei sein darf. Allein, wie viele dabei über sich hinauswachsen. Die schwächsten Frauen werden laut und stark, und ganz starke Frauen werden ängstlich, auch das kommt vor. ›So habe ich sie noch nie gesehen‹ ist einer der häufigsten Sätze, den ich von den Männern oder Begleitpersonen höre. Als würde die Geburt zu einer anderen Bewusstseinsebene führen. Wie oft erlebt man es schon, dass der Körper das Ruder über den Geist übernimmt und einfach ›macht‹? Vielleicht betrunken, nachts um 3 Uhr auf der Tanzfläche, aber sonst? Selbstvergessen. Umnebelt von Endorphinen, die den Schmerz irgendwie erträglich machen sollen. Nichts dringt durch. Alle Aufmerksamkeit bündelt sich, von Wehe zu Wehe, von Pause zu Pause.

Wenn das Köpfchen schon zu sehen ist, sage ich manchmal zu den Frauen (wenn ich es als passend empfinde): ›Sie haben es fast geschafft! Spüren Sie noch mal kurz in sich hinein, jetzt ist das Kind noch Teil von Ihnen. Gleich wird es da sein, und alles wird Ihnen unwirklich vorkommen.‹

Wenn es dann schlüpft, erfasst eine andächtige Stille den Raum. Plötzlich tritt er in die Welt, dieser neue Mensch, komplett vollständig, mit Haaren und Händen und Augen, hilflos einerseits und doch sofort wissend, wie das geht: überleben. Er schnauft und quäkt der Welt sein ›Hallo‹ entgegen. Na, wie war die Reise? Die Eltern, der Arzt, ich – wir alle stehen Spalier: staunende Gäste dieser Ankunft.

Die Nabelschnur pulsiert noch, ein verrückter Anblick, noch ist diese Verbindung nicht Symbol, nicht Metapher, sondern lebender Beweis der unauflösbaren Einheit von Mutter und Kind. Abgefahren ist das, es gibt in meinen Augen kein besseres Wort.

Und dann setzt die Überwältigung ein. Die Begrüßung der Eltern. Von ›Da bist du ja endlich, wir haben uns so auf dich gefreut!‹ über Jubelschreie und Seufzer der Erleichterung ist alles dabei, und auch die zerknautschtesten Babys hören ein ›Du bist so schön, wie schön du bist!‹ Tränen. Küsse. Die größten Liebesfilmszenen spielen sich in meiner Arbeit ab – täglich, im Kreißsaal, der Bühne innigsten Glücks. Wenn Leute sagen, der romantischste Moment eines Paars sei vor dem Altar oder beim Heiratsantrag am Strand, muss ich widersprechen. Wie groß, wie innig, wie Wir-gegen-den-Rest-Welt die Verbindung zweier Menschen ist, sieht man am besten, wenn sie ihr frisch geborenes Kind in den Händen halten. Eine allumgreifende Form der Liebe erfüllt nun den Raum. Wie es ist, als Mutter davon überrollt zu werden, das wüsste ich gern.«

Im Raum war es still geworden. Ich drehte mich um. Alle sahen mich an. Sebastian und Tina hatten Tränen in den Augen. Bine stand auf und drückte mich.

»Das wirst du.« Wir wiegten uns kurz und innig.

»Noch jemand, der glaubt, ich hätte keinen tollen Beruf?«, sagte ich und drohte mit dem Geschirrtuch. »Nein? Gut, dann lasst uns trinken!«

ZUM SCHLUSS

Guter Hoffnung

Zu Beginn dieses Buchs habe ich über einige Entwicklungen gesprochen, die mir und vielen anderen Sorgen bereiten: Die Unterversorgung durch Hebammen, die Kreißsaalschließungen, die gewaltvollen Erfahrungen, die sich immer mehr Frauen trauen zu äußern. Trotz aller Missstände möchte ich am Ende dieses Buchs noch ein paar Dinge erwähnen, die mir Hoffnung bereiten.

Dazu muss ich kurz ausholen: Wie wahrscheinlich fast jeder nach 1980 geborene Mensch verliere ich mich oft abends, kurz vor dem Schlafengehen, in meinem Smartphone, genauer bei Instagram. Ich scrolle und scrolle, und dabei fällt mir immer wieder auf, wie viele Menschen mich an ihrem Familienleben teilnehmen lassen: Da werden mit großer Hingabe Bauchwachstumsverläufe gezeigt, vorfreudige Schwangerschaftsshootings geteilt, da werden stolz alle »ersten Male« dokumentiert (Lachen, Breiessen, Laufen, Radfahren) und die stylischsten Kindergeburtstagstische der nördlichen Hemisphäre gedeckt.

Die Kulturpessimistin in mir denkt natürlich für einen kurzen Moment: Muss man denn wirklich alles fotografieren und in Szene setzen? Das lockt doch nur wieder findige Firmen an, die Eltern noch mehr Kram und Dienstleistungen andrehen wollen... Aber dann besinne ich mich immer wieder darauf: Im Kern steht der Fotostolz von Eltern für etwas Tolles: Kinderkriegen ist »in«. Familie ist 2019 nichts, was hinter verschlossenen Türen stattfindet, sondern in aller Öffentlichkeit. Und das ist doch gut, oder? Ist es nicht im Grunde großartig, dass wir in den sozialen Netzwerken längst mehr Familien- und Babyfotos zu sehen bekommen als Reisetrophäen und Joberfolge? Oder ist das nur meine Blase? Ich ziehe jedenfalls die Bilder breiverschmierter Babygesichter, die mich zum Lachen bringen, jedem gestellten Insta- gram-Selfie vor. Echtes Leben, gerne noch mehr davon.

Das Nächste, was mir Hoffnung gibt, hat mit einem Satz zu tun, den ich vergangenen Muttertag in den sozi- alen Netzwerken gelesen habe. »Nicht jede Mutter hat Kinder.« Dieser mitfühlende Hinweis, just an Mutter- tag, hat mich tief bewegt, und ich bin sehr froh, wie viel besser im Vergleich zu früher heute mit vermeintlichen Tabuthemen wie unerfülltem Kinderwunsch, ungewoll- ter Kinderlosigkeit, mit Früh- und Totgeburten umge- gangen wird. Denn nur weil jemand eben keine Kinder hat, heißt das nicht, dass er sich nicht welche wünscht und womöglich schon großes Leid erlebt hat auf dem Weg dahin. (Gleichzeitig heißt Frausein eben heute auch nicht mehr, dass man Mutter werden wollen muss – es gibt auch die Freiheit, sich gegen diese Rolle zu ent- scheiden, und sie verdient genauso Respekt.)

Mein Eindruck ist, dass auch bei schrecklichen Erleb- nissen rund um das Thema Geburt die Mauern des Schweigens langsam einreißen, auch weil Betroffenen mit mehr Sensibilität und Mitgefühl begegnet wird. Natürlich gibt es da auch noch viel zu tun!

Aber immerhin haben die meisten Krankenhäuser inzwischen sogenannte »Räume der Stille«, wo sich Eltern, die gerade ein Kind verloren haben, zurückziehen können, um dem hektischen Klinikbetrieb zu entgehen. Auch das Bewusstsein für psychologische Betreuung und Seelsorge in den Krankenhäusern wird größer. Mögen die wenigen Stellen, die es dafür gibt, nie dem Spardiktat zum Opfer fallen.

Hoffnung machen mir in diesem Zusammenhang auch Vereine wie »Sternenkinder«: Die Initiative vermittelt professionelle Fotografen, die ehrenamtlich Erinnerungsfotos von verstorbenen Babys anfertigen, etwa von Frühchen, die den Weg in die Welt nicht geschafft haben, oder von Kindern mit plötzlichem Kindstod. Diese Bilder, das weiß ich als Hebamme, können von unschätzbarem Wert für die Eltern sein: Sie sind Zeugnis, dass es dieses Kind gab, Stütze für die verblassende Erinnerung und ein Symbol der Trauer, das man mit anderen teilen kann. 550 Fotografen hat www.mein-sternenkind.eu bundesweit in seiner Kartei, in den Städten mehr als auf dem Land, doch bislang konnten laut Anbieter noch alle Anfragen realisiert werden. Ein anderer Verein ist »Himmelskleider«, eine 2015 gegründete Initiative, die auf eine Hebamme zurückgeht: Ihr Verein sammelt Braut- und Taufkleider, die nicht mehr benötigt werden, um daraus Kleider oder Pucksäckchen für früh verstorbene Babys zu nähen. Ebenfalls eine großartige, herzenswarme Idee.

Hoffnung bereitet mir auch, dass sich Initiativen wie Mother Hood bilden, eine bundesweite Elternvereinigung, die sich seit 2015 unermüdlich gegen Missstände in der Geburtshilfe einsetzt und Themen wie Personalmangel, Kreißsaalschließungen, Lücken in der Hebammenversorgung so auch politisch aufs Tapet bringt.

Aus der Not werden auch ganz neue Angebote geboren. In Berlin hat die Berliner Hebamme Sabine Kroh vor knapp drei Jahren »Call a midwife« gegründet, ein Start-up, für das inzwischen 17 Hebammen, die insgesamt neun Sprachen sprechen, arbeiten: eine Telefon- oder Onlineberatung für schwangere Frauen und Familien, die von jedem Ort aus verfügbar ist. Man habe den »traditionellen Beruf der Hebamme in das digitale Zeitalter führen wollen«, heißt es auf der Website.

Seit Kurzem gibt es mit »Kinderheldin« eine ähnliche Plattform: Hier sollen Frauen, die keine Hebamme gefunden haben, ebenfalls schnell und unbürokratisch Online- und Telefonberatung bekommen können. 7,90 Euro kostet die einmalige Beratung per Telefon oder Chat, 29,90 Euro die Flatrate für einen Monat. Bei »Call a midwife« bucht man ebenfalls »Pakete«, ein Monat Standby-Rufbereitschaft kostet hier 49,90 Euro.

Nicht alle in der Branche finden diese neuen pragmatischen Lösungen gut. Und es mag auch rein rechtlich und abrechnungstechnisch heikel sein, Frauen am Telefon oder online zu beraten. Ich ziehe trotzdem den Hut vor so mutigen Kolleginnen, die die Not erkannt und »einfach gemacht haben«, die der großen Unsicherheit vieler schwangerer Frauen und werdender Väter konkrete Angebote entgegensetzt haben.

Ganz besonders möchte ich mich am Ende dieses Buches noch bedanken:

Bei unseren Ärztinnen und Ärzten, die täglich an die Grenze ihrer Belastung getrieben werden und oft unter noch größerem Verantwortungsdruck stehen als wir Hebammen. Sie schuften in Praxen, deren Terminpläne überquellen, sie operieren nachts um vier, nachdem sie schon zwanzig Stunden durchgebuckelt haben, während ich da längst unfähig bin, eine Tasse Kaffee ordentlich einzuschenken. Viele Vorurteile suggerieren eine Rivalität von Hebammen und Ärzten, aber aus meiner Erfahrung ist das Gegenteil der Fall: Gute Medizin funktioniert nur im Team – jeder hat seine Aufgabe und Kompetenz, ob Pfleger, Hebamme, Oberarzt oder Reinigungskraft. Wie Zahnräder, eins so wichtig wie das andere, greifen sie ineinander, und nur im Miteinander können sie den Herausforderungen gerecht werden und Menschen helfen.

Bei meinen Kolleginnen: So unterschiedliche Menschen es gibt, so unterschiedliche Hebammen gibt es. Ich habe Kolleginnen, die in Perinatalzentren mit 480 Gramm leichten Frühchen zu tun haben, und solchen, die zusammen mit Delfinen Geburten im offenen Pazifik begleiten. Bislang habe ich noch von jeder Einzelnen etwas gelernt. Wirklich. Von der einen Kollegin zum Beispiel, wie sie mit den Frauen redet, *no nonsense*, geradeheraus und doch einfühlsam, mit einer Weisheit und Kompetenz, als habe sie alles gesehen. (Hat sie im Grunde auch: eine Handvoll Chefärzte, Generationen an Hebammenschülerinnen, alle Schamhaarfrisuren seit 1982.) Von der anderen Kollegin habe ich mir eine spezielle Dammschutztechnik abgeschaut, von wieder anderen die Achtung für das Fest der Geburt und die Stärke der Frauen.

Das deutsche Hebammensystem ist eine einzigartige Errungenschaft, und ich bin all jenen dankbar, die Hebammen ausbilden und das alte Wissen weitergeben. Den Kolleginnen, die ins Ausland gegangen sind, um dort Hebammen auszubilden. Und nicht zuletzt den wenigen Männern, die sich für diesen Beruf entscheiden. Sie haben oft nicht nur in der Ausbildung mit Vorbehalten zu kämpfen, sondern auch mit denen der Eltern. Wer so viele Widerstände überwindet, für den muss dieser Beruf wirklich Berufung sein.

»Die Wehenschreiberin« hat, so komisch das klingt, auch meinen Blick auf meinen Beruf verändert. Ja, er ist oft verdammt anstrengend und auch nicht sonderlich gut bezahlt, aber allein die Tatsache, dass sich so viele dafür interessieren, mir so begeistert zugehört haben, hat ihn mich wieder aufs Neue schätzen lassen. Ich hoffe, ich konnte ein wenig Aufmerksamkeit auf die Bedeutung meiner Zunft lenken. Eine gute Betreuung vor, während und nach der Geburt ist die beste Prävention für Mutter und Kind – und diese muss unserer Gesellschaft, allen voran den Krankenkassen, ein Anliegen sein.

Neun Monate, wie könnte es anders sein, lagen zwischen dem Ende der Kolumne beim *SZ-Magazin* und dem Erscheinen dieses Buchs. Jetzt ist es geschlüpft und – natürlich – ein Wunschkind geworden. Daran haben einige Menschen Anteil, denen ich danken möchte:

Der Redaktion des *SZ-Magazins*, die an die Kolumne geglaubt hat und alles dafür getan hat, dass sie ihre Leser findet.

Meiner Agentin Katrin Kroll von der Agentur Eggers, die sich für dieses Buch eingesetzt hat.

Meiner Lektorin Doreen Fröhlich und dem Team von Goldmann, die sich für dieses Projekt begeistert haben und stets gute und wertvolle Ansprechpartner waren.

Und Annabel Dillig, die der »Wehenschreiberin« eine Stimme gab. Ihrer feinfühligen Art, Situationen so lebendig zu zeichnen, ist es zu verdanken, dass man sich fühlt, als wäre man selbst dabei. Natürlich steht hinter Maja eine echte Hebamme; jede einzelne Geschichte beruht auf echten Erinnerungen und wahren Erlebnissen, nichts ist frei erfunden. Doch Maja wurde nur durch diese zwei Anteile zu der, die sie war. In diesem Jahr lernten wir – die Hebamme und die Journalistin – viel voneinander, vom jeweiligen Beruf: »ich«, wie viel Herzblut in jedem Wort und zwischen den Zeilen steckt. Wie wichtig oft die kleinen Details und Anekdoten sind und wie mutig man wird, wenn man jemanden an seiner Seite hat, der einem vertrauensvoll die Hand reicht. Annabel wiederum machte in der Zeit die Ausbildung zur Hebamme im Schnelldurchlauf. Klärten wir anfangs noch grundlegende Fragen zu Schwangerschaft und Geburt, führten wir am Ende regelrechte Fachdiskussionen. Ähnlich wie im Kreißsaal konnte auch dieses Buch nur in Teamarbeit das Licht der Welt erblicken. Danke!

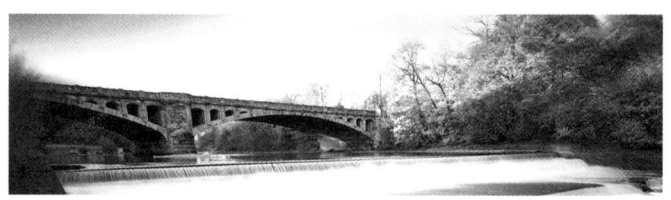

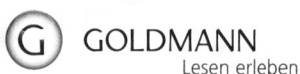